Mobilisation Training & Transfer Pflege

Die Reihe **Training & Transfer Pflege**
wird herausgegeben vom ABZ Verbund Pflege HF.

BZG Bildungszentrum Gesundheit Basel-Stadt

Höhere Fachschule Gesundheit und Soziales Aarau

Berner Bildungszentrum Pflege

Höhere Fachschule Schaffhausen Pflege

ZAG Zentrum für Ausbildung im Gesundheitswesen

ABZ Verbund Pflege HF Aargau/Basel/Bern/Schaffhausen/Zürich (Hrsg.)

MOBILISATION

TRAINING & TRANSFER PFLEGE

4. Auflage

hep

hep
kompetent bilden

FSC
www.fsc.org
MIX
Papier aus verantwortungsvollen Quellen
FSC® C043106

Elisabeth Graf, Berufsschullehrerin HF, Dipl. Pflegefachfrau, MScN, MAS A&PE, seit 1992 an der Höheren Fachschule Gesundheit und Soziales (HFGS) in Aarau

ABZ Verbund Pflege HF Aargau/Basel/Bern/Schaffhausen/Zürich (Hrsg.)
Mobilisation
Training & Transfer Pflege
Autorin: Elisabeth Graf
ISBN 978-3-0355-1735-4

Projektleitung: Irène Moser unter Mitwirkung von Beatrice Käser Merz
Umschlag und Gestaltung: Atelier Kurt Bläuer, Bern
Fotos: Nadia Schweizer, Bern; Elisabeth Graf, Aarau
Zeichnungen: Brigit Herrmann, Atelier Herrmann SGD, Gümmenen

Bibliografische Information der Deutschen Nationalbibliothek:
Die Deutsche Nationalbibliothek verzeichnet diese Publikation
in der Deutschen Nationalbibliografie; detaillierte bibliografische
Daten sind im Internet über http://dnb.dnb.de abrufbar.

4. Auflage 2020

hep-verlag.ch

Zusatzmaterialien und -angebote zu diesem Buch:
http://mehr.hep-verlag.ch/mobilisation

Inhaltsverzeichnis

Vorwort

Die duale höhere Berufsbildung zeichnet sich dadurch aus, dass erforderliche berufliche Kompetenzen für den jeweiligen Beruf in Schule und Praxis erworben werden. In der theoretischen Ausbildung, im Lernbereich Schule, werden Wissen und Kenntnisse erarbeitet, in der praktischen Ausbildung, im Lernbereich Praxis, werden Fähigkeiten und Fertigkeiten erworben und Erfahrungen gesammelt.
An einem dritten Lernort, im Lernbereich Training und Transfer (LTT), werden pflegerische Handlungen in einem simulierten Lernfeld trainiert und theoretisch begründet.
Durch diesen systematischen Ansatz von Lehren und Lernen werden Studierende auf die herausfordernden beruflichen Situationen in der Pflegepraxis vorbereitet.
Berufs- und Pflegefachpersonen aus Schule und Praxis, welche dem ABZ Verbund Pflege der höheren Fachschulen Aargau, Basel, Bern, Schaffhausen und Zürich angehören, haben für den LTT-Lernbereich spezielle Arbeitshefte entwickelt. Diese unterstützen den Erwerb pflegerischer Kompetenzen und den Transfer zwischen Theorie und Praxis.
Jedes Arbeitsheft geht von einem konkreten Fallbeispiel der Akut-, der Langzeit-, der Psychiatrie-, der Rehabilitations- sowie der Kinder- und Familienpflege und/oder der spitalexternen Pflege aus. Konkrete Lernziele beschreiben das angestrebte Lernergebnis, ein Vorkenntnistest aktiviert das zum Thema des Hefts vorhandene Wissen. Das Kernstück der Arbeitshefte bilden die Handlungsabläufe, die kompetenzorientiert aufgebaut sind. Anhand detaillierter Beschreibungen und Begründungen können die einzelnen Schritte erlernt werden, gleichzeitig dienen die Handlungsabläufe als Beobachtungsinstrument für die Selbst- und Fremdkontrolle. Transferaufgaben, eine Lernkontrolle und Instrumente zur Reflexion helfen den Studierenden, sich die pflegerischen Kompetenzen nachhaltig anzueignen.
Wir danken allen Beteiligten für ihr grosses Engagement!

Die Rektorinnen und Rektoren der Mitgliederschulen
Andreas Schächtele, Aarau
Bernadette Oberholzer, Basel
Peter Marbet, Bern
Marc Kummer, Schaffhausen
Hanni Wipf, Winterthur

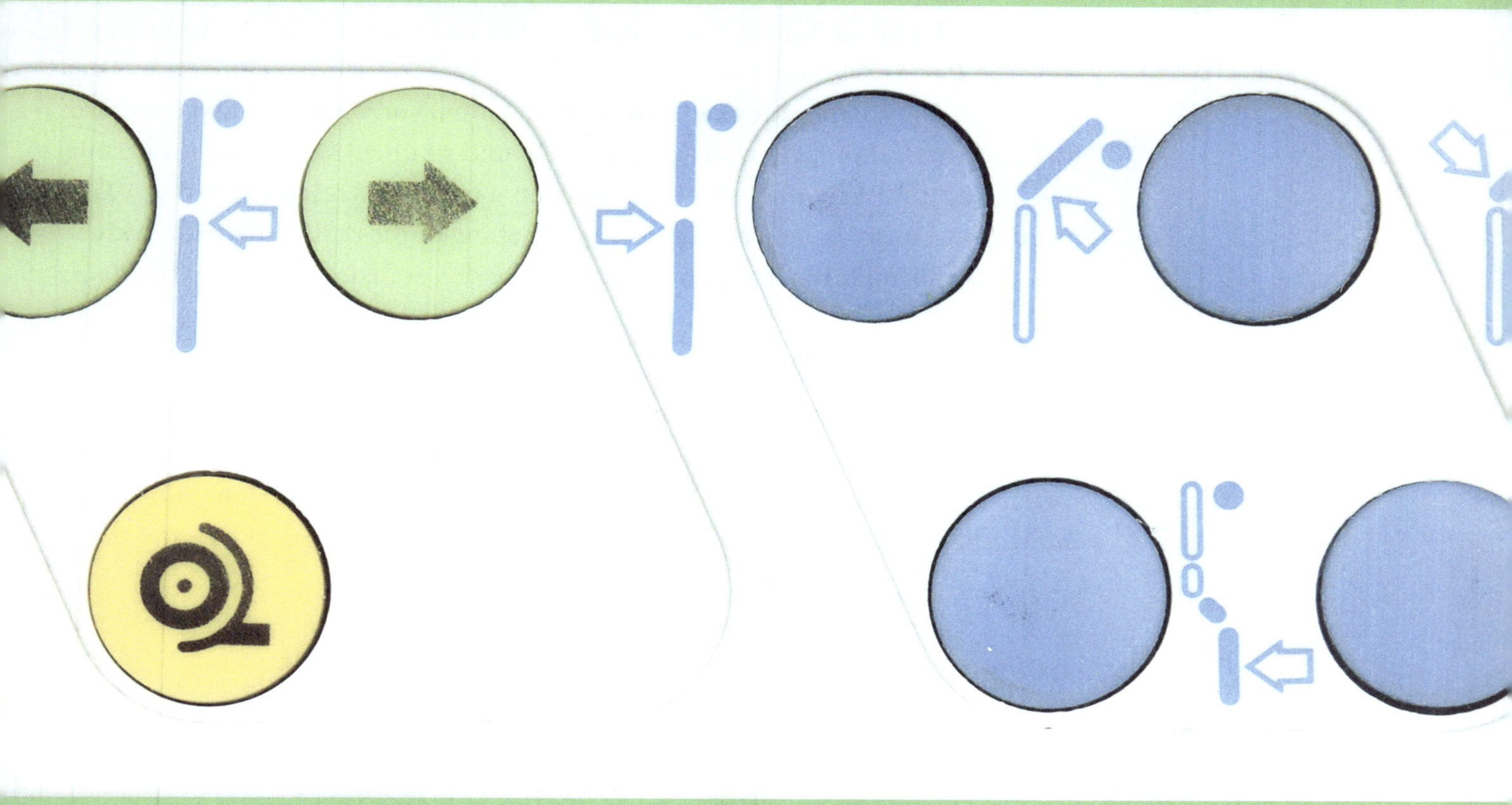

1 Lehre und Methode im Lernbereich Training und Transfer

Ausgangslage von pflegerischem Handeln in der Praxis sind konkrete Pflegesituationen. Um die Herausforderungen in diesen Situationen zu bewältigen, müssen berufsspezifische Kompetenzen erlernt werden. Die Arbeitshefte Training & Transfer Pflege orientieren sich bei der Kompetenzentwicklung am holistischen Berufsbildungsmodell von Felix Rauner et al. (2015) (siehe Kapitel 1.1). Der Aufbau der Trainingshefte hilft, den Transfer von theoretischem Wissen in berufliche Fähigkeiten und Fertigkeiten vorzunehmen und die dafür erforderlichen Kompetenzen zu entwickeln und zu üben. Mit der CAS-Methode (siehe Kapitel 1.2) können die Kompetenzen nachhaltig trainiert werden. Während der Übungssequenzen nimmt das Coaching durch den Trainer/die Trainerin stetig ab, dadurch beginnen die Studierenden selbstständiger zu handeln.

1.1 Kompetenzorientierung

Das Kompetenzmodell von Felix Rauner et al. (2015) stellt die Entwicklung beruflicher Kompetenzen in verschiedenen Kompetenzbereichen und auf mehreren Niveaus dar. Das Modell umfasst acht Kompetenzbereiche, die nötig sind, um berufliche Situationen ganzheitlich und umfassend zu bewältigen.

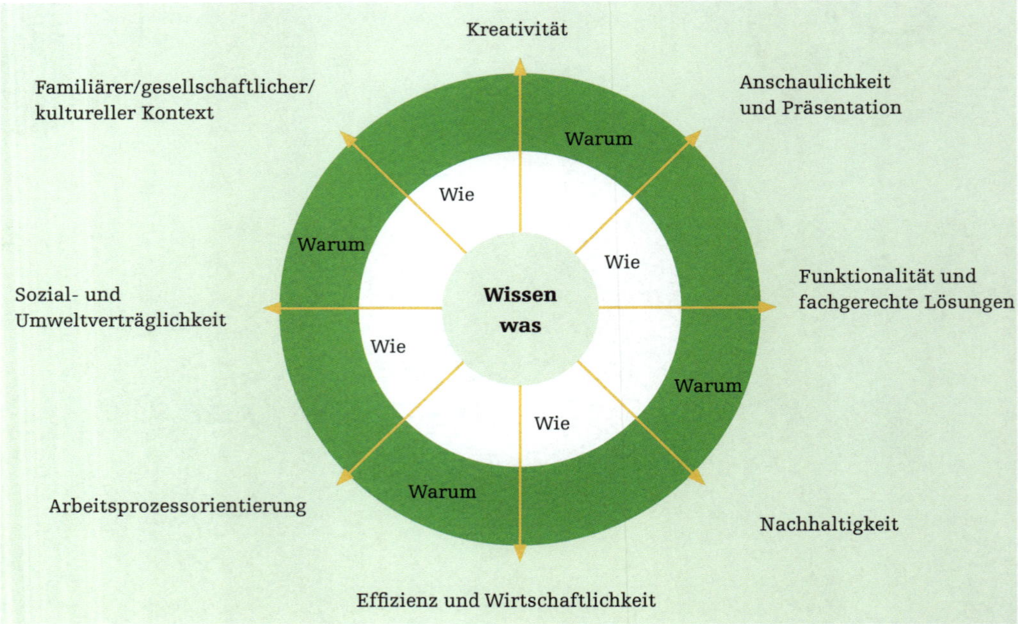

Holistisches Berufsbildungsmodell in Anlehnung an Rauner et al. (2015)

Die Kompetenzbereiche weisen in Pflegeberufen folgende Inhalte auf:
Funktionalität und fachgerechte Lösungen bezeichnen fachlich richtiges Handeln aufgrund von evidenzbasiertem Pflegewissen.
Anschaulichkeit und Präsentation beinhalten, Ergebnisse deutlich, strukturiert, differenziert und nachvollziehbar darzustellen.

Wirtschaftlichkeit umfasst die Frage nach den zeitlichen, personellen und finanziellen Ressourcen.
Nachhaltigkeit bedeutet die wirksame Planung von Interventionen, die ein dauerhaftes Gesunden fördern, Komplikationen vorbeugen und ein Wiederauftreten von Gesundheitsproblemen bestmöglich verhindern.
Arbeitsprozessorientierung zeigt sich in einer professionellen Arbeitsorganisation innerhalb der Pflege und in der interdisziplinären Zusammenarbeit, bei der die Arbeitsprozesse reibungslos ablaufen und Leerläufe vermieden werden.
Umweltverträglichkeit umfasst alle Umweltfaktoren wie Einhalten von hygienischen Richtlinien, Berücksichtigung von Krankheits- und Unfallverhütung und Beachtung des persönlichen Gesundheitsschutzes.
Sozialverträglichkeit wird deutlich in der professionellen Beziehungsgestaltung zu den Pflegebedürftigen und deren Angehörigen unter Berücksichtigung des familiären, kulturellen und ethischen Kontextes.
Kreativität schöpft den situativ vorhandenen pflegeberuflichen Gestaltungsspielraum aus.

Der Einbezug der acht Kompetenzbereiche im Sinne des Rauner-Modells soll dazu beitragen, in einer konkreten Fallsituation möglichst umfassende, wirkungsvolle und effiziente Interventionen auszuwählen und anzuwenden. Die Handlungsabläufe sind deswegen nur Leitlinien für die Handlung selbst – für die Bewältigung der Fallsituation sind zusätzlich immer die individuellen Anforderungen der Situation einzubeziehen. Erst durch die Beachtung aller Kompetenzbereiche in einer Fallsituation wird das gesamte berufliche Können sichtbar.
Das Kompetenzniveau zeigt sich in der beruflichen Situation nach Rauner auf drei verschiedenen Stufen. Auf der ersten Niveaustufe gilt es zu entscheiden, **was** getan werden muss (welche Interventionen), auf der zweiten, **wie** es getan werden muss (korrekte Durchführung), und auf der dritten, **warum** die Intervention so durchgeführt werden muss (fachliche Begründung). Diese drei von Rauner in seinem Modell beschriebenen Niveaustufen werden in den Tabellen der Handlungsabläufe in diesem Heft als Handlungsschritt (wissen was), als Beschreibung der Handlung (wissen wie) und als Begründung (wissen warum) bezeichnet (siehe Kapitel 3).

1.2 Methode

Berufliche Kompetenzen werden erst beherrscht, wenn mehrere Lernschritte vollzogen sind. Für den Bereich Training und Transfer eignet sich die Anwendung der Methode «cognitive apprenticeship» (CAS) (Collins, 2005).
Nach einer Einleitung, in der Ziele, Ablauf und Bedeutung vorgestellt werden, werden in einer Orientierungsphase die Vorkenntnisse aktiviert, Erfahrungen wachgerufen und der Sachwiderstand geklärt. Als Erstes findet das **Model-**

ling statt: Dabei wird der Handlungsablauf demonstriert. Hierbei werden die Handlungsschritte und der fachliche Hintergrund verbalisiert.
Es folgt die Trainingsphase, zu ihr gehören Beobachten, Korrigieren, Unterstützen und Feedbackgeben. Das **Coaching** der Lehrperson findet dabei in mehreren Lernschritten statt:

- Beim **Scaffolding** gibt die Lehrperson Struktur, leitet an und übernimmt bei Bedarf Teilschritte.
- Während des **Fading** tritt die Lehrperson entsprechend der Ausführung der Aufgabe durch die Studierenden in den Hintergrund.
- In der **Articulation** werden die Handlungsschritte und Zusammenhänge schliesslich von den Studierenden selbst erklärt.

Die Kompetenzen können so nach und nach erworben werden, bis die Lernschritte zur vollumfänglichen Selbstständigkeit in der Durchführung der Handlungsabläufe führen. Mit einer **Reflection,** dem Vernetzen, und der **Exploration,** dem Transfer in die Praxis, wird die Lernsequenz abgeschlossen. Die einzelnen Schritte der Methode CAS laufen nicht zwangsläufig linear ab. Es ist mit dem Lernprozess vereinbar, zu einem bereits absolvierten Schritt zurückzugehen. In der beruflichen Praxis können später die individuellen Einflussfaktoren der jeweiligen Pflegesituationen einbezogen werden. Erst dann werden die neu erlernten beruflichen Kompetenzen vollumfänglich eingesetzt.

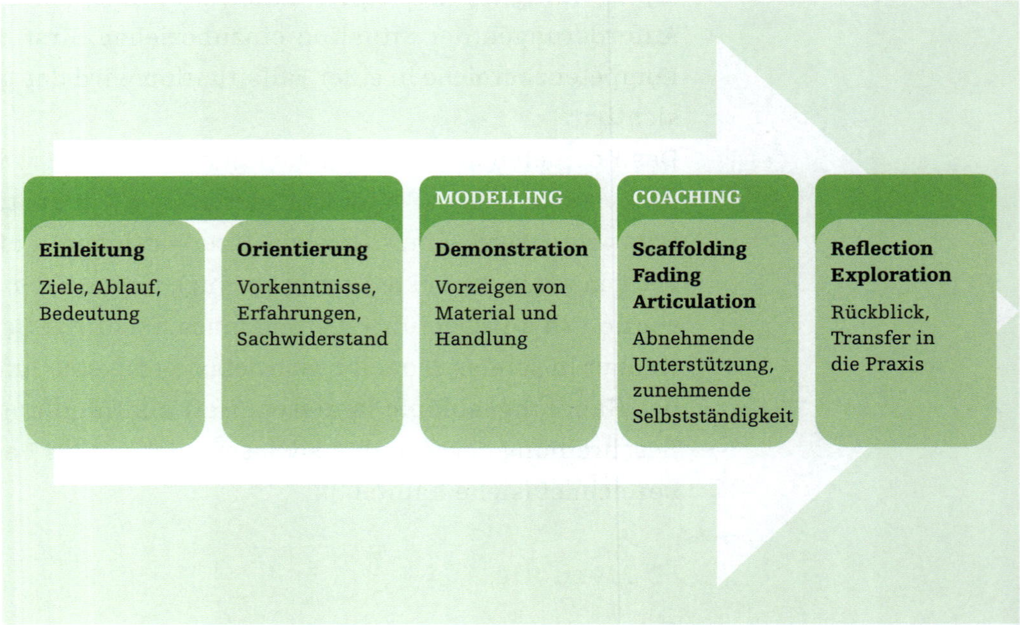

Lernbereich Training und Transfer: Erlernen komplexer Handlungsabläufe, Entwickeln beruflicher Kompetenzen (nach Collins, 2005)

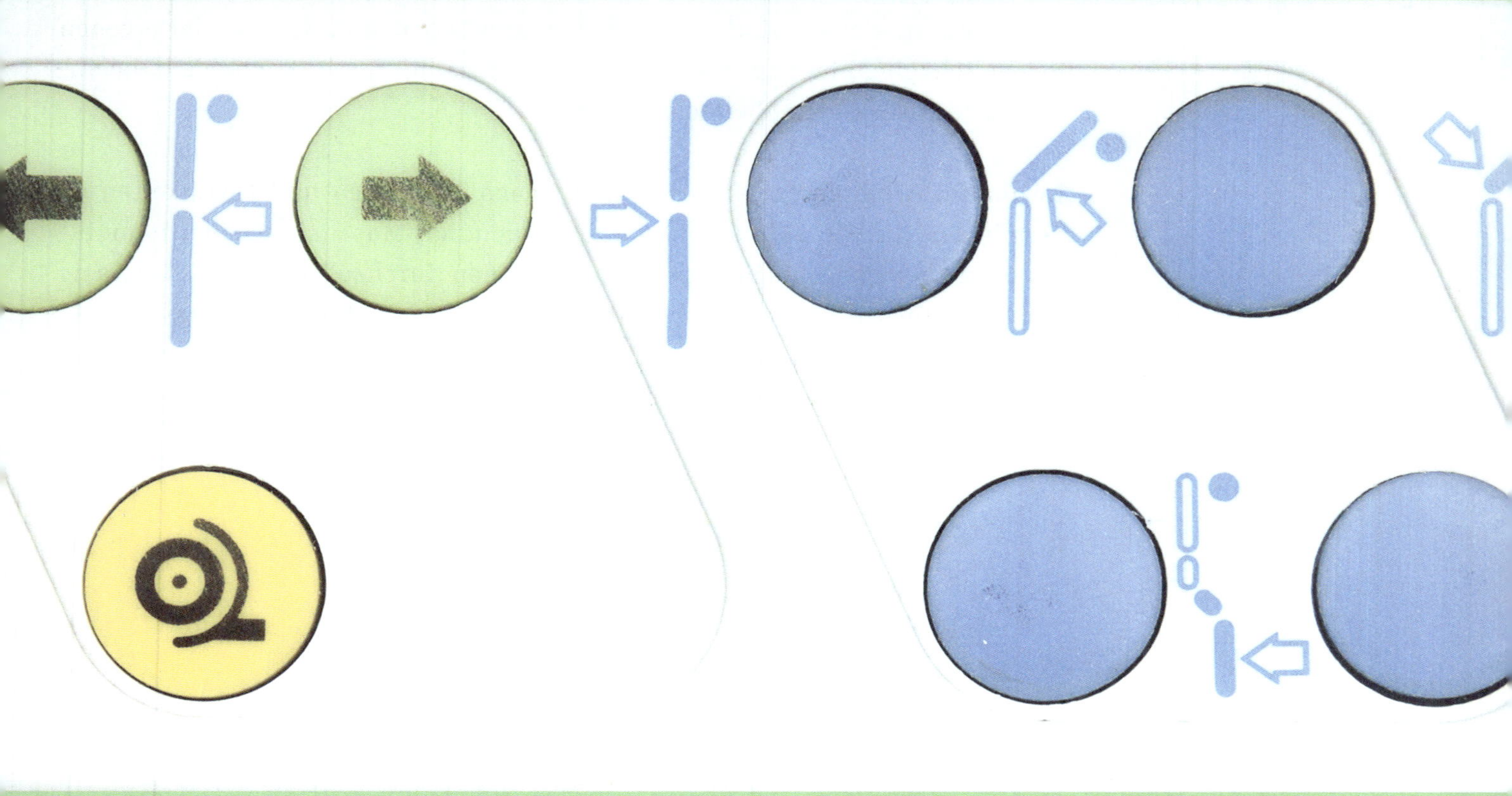

2 Einführung in das Thema

Bewegung ist Symbol für Wachstum, Entwicklung und Leben, Grundbestandteil jeder Existenz. Keine Tätigkeit verläuft ohne Bewegung – auch beim Schlafen und Atmen bewegen wir uns.
Beweglichkeit und Flexibilität sind deshalb für den Menschen wesentliche Werte. Entsprechend sind Wohlbefinden und Lebensqualität von der eigenen Beweglichkeit abhängig, und jede Einschränkung der Beweglichkeit beeinträchtigt unser Gesundheitsempfinden.

In diesem Arbeitsheft geht es darum, Ihnen Prinzipien und Fertigkeiten zu vermitteln, die Sie befähigen sollen, notwendige Massnahmen bei immobilen oder bewegungseingeschränkten Menschen durchzuführen. Auf der Basis von Kenntnissen über die Anatomie und Physiologie des Bewegungsapparates werden Mobilisationsabläufe mit grundlegenden Techniken des richtigen Hebens und Tragens und mit Kenntnissen über prophylaktische Massnahmen verbunden.

2.1 Lernziele

Die Studierende/der Studierende ...

Funktionalität und fachgerechte Lösungen

... beschreibt unterschiedliche Positionierungen und Positionierungsmaterialien und benennt deren Wirkung sowie mögliche Kontraindikationen und Risiken.

... erklärt Wirkung sowie Vor- und Nachteile unterschiedlicher Positionierungen (30-Grad-Positionierung, 135-Grad-Positionierung, Oberkörperhochlagerung) und erläutert, was bei der Anwendung zu beachten ist.

Arbeitsprozessorientierung

... führt den Wäschewechsel und das Betten – mit und ohne Patientin/Patient – durch und wendet dabei die grundlegenden Techniken und Kenntnisse der Kinästhetik korrekt an.

... führt verschiedene Positionierungsarten mit unterschiedlichem Positionierungsmaterial durch und berücksichtigt dabei die grundlegenden Prinzipien, einschliesslich denjenigen der Kinästhetik.

... führt Transfers und Mobilisationen korrekt durch.

... führt Massnahmen zu den Prophylaxen korrekt durch.

Nachhaltigkeit

... setzt sich mit der Bedeutung der Immobilität für die Patientin/den Patienten auseinander.

... setzt sich mit den physiologischen Bewegungsabläufen auseinander.

Sozialverträglichkeit

... bezieht Ressourcen der Patientin/des Patienten ein und nützt Möglichkeiten, um diese gezielt zu fördern.

... vermittelt der Patientin/dem Patienten Sicherheit unter Wahrung der Intimsphäre.

... ermöglicht der Patientin/dem Patienten ein Mitspracherecht bei der Durchführung pflegerischer Handlungen.

... zeigt Wertschätzung bei der Gestaltung der Pflegeinterventionen.

Kreativität

... beachtet die individuellen Bedürfnisse der Patientin/des Patienten.

2.2 Vorkenntnistest

Kontrakturen-prophylaxe

1. Was ist eine Kontraktur?

___

___

___

2. Nennen Sie die verschiedenen Kontrakturarten und ihre Ursachen.

___

___

___

3. Worauf achten Sie bei der Durchführung von Bewegungsübungen zur Kontrakturenprophylaxe?

___

___

___

Dekubitus-prophylaxe

4. Intrinsische Risikofaktoren sind körpereigene Faktoren, die zur Entstehung eines Dekubitus beitragen können. Dazu gehören neben der körperlichen und geistigen Verfassung eines Menschen weitere Einflussfaktoren, z. B. bestimmte Vorerkrankungen, Medikamente, der Zustand der Haut oder Ernährungsgewohnheiten.
Welche der folgenden Aussagen sind richtig, welche falsch?

Zu den intrinsischen Risikofaktoren gehören:	richtig	falsch
Einschränkungen der Wahrnehmungsfähigkeit	☐	☐
Herz-Kreislauf-Erkrankungen	☐	☐
Scherkräfte	☐	☐
Dehydratation	☐	☐

5. Ergänzen Sie den Text:
   - Für die Dekubitusentstehung ist die .... der Druckeinwirkung ausschlaggebender als die Druckintensität.
   - Das komprimierte Gewebe wird von der .... Versorgung abgeschnitten. Folge ist eine ....
   - Der venöse Rückstau verursacht eine ....
   - Für die Dekubitusentstehung sind die .... mindestens so wichtig wie Druckintensität und Druckdauer.

6. Überprüfen Sie Ihr Wissen zur Dekubitusprophylaxe anhand des Kreuzworträtsels.

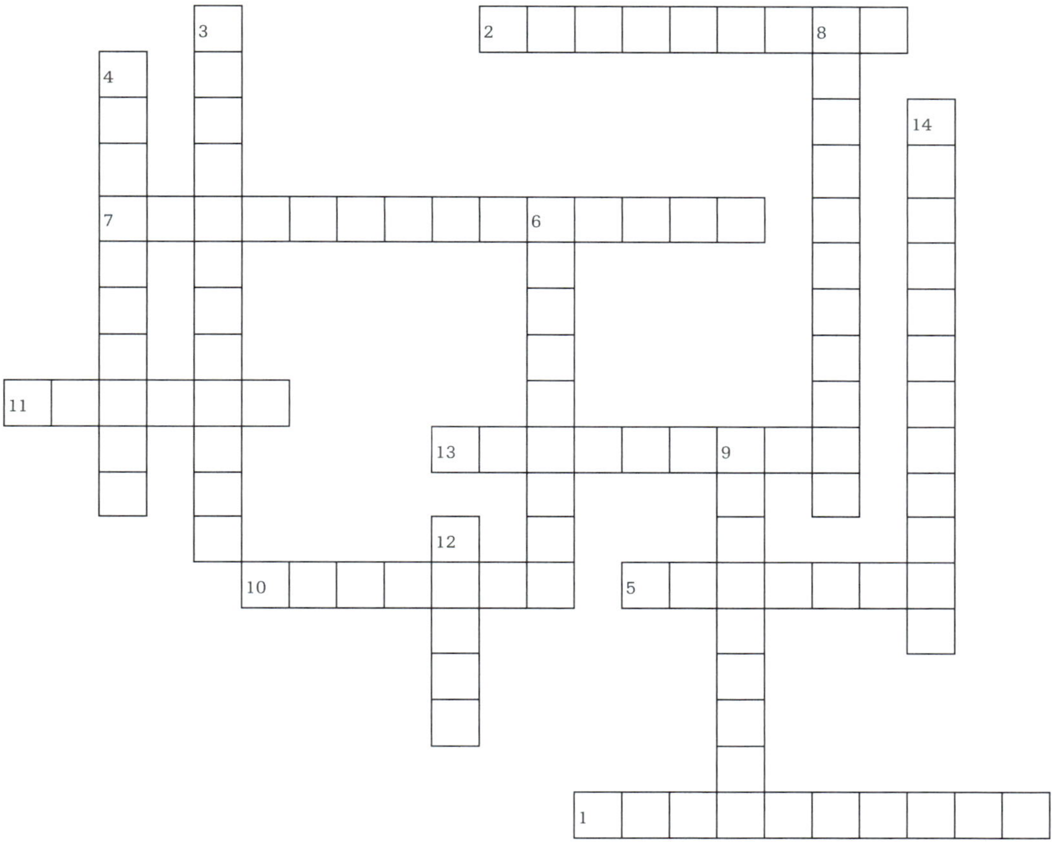

1. systematische Einschätzung
2. Oberhaut
3. Kräfte, die durch Verschiebung der Haut entstehen
4. Begriff für Massnahmen zur Verhinderung eines Dekubitus
5. Übersäuerung
6. Minderdurchblutung
7. Durchlässigkeit der Gefässe
8. Unfähigkeit Urin zu halten
9. Austrocknung
10. abgestorbenes Gewebe
11. Dekubitus-Skala nach ...
12 nicht bettlägerig
13. häufige Lokalisation eines Dekubitus
14. Ein Dekubitus ist meist eine Folge von längerer ...

Thrombose-prophylaxe

7. Die physikalischen Massnahmen zur Thromboseprophylaxe haben zum Ziel, den venösen Rückfluss zu beschleunigen. Welche der folgenden Massnahmen sind Bestandteil der physikalischen Thromboseprophylaxe?

Bettfahrrad	☐
Beine tief lagern	☐
Mobilisation auf den Stuhl	☐
Ausstreichen der Beine	☐

8. Erklären Sie, wieso Atemübungen zur Thromboseprophylaxe eingesetzt werden können.

Rückenschonendes Arbeiten

9. Wenn Sie eine zu hebende Patientin/einen zu hebenden Patienten näher zu sich herannehmen, wird er leichter.
   - ☐ richtig
   - ☐ falsch

10. Welche rückenschonenden Massnahmen kennen Sie?

___

___

___

Lösungen: www.hep-verlag.ch/mobilisation oder im eLehrmittel (Code auf der Umschlaginnenseite)

2.3 Fallbeispiel

Der 76-jährige Herr Kramer wurde gestern von seiner Hausärztin mit Verdacht auf eine Lungenentzündung ins Spital eingewiesen. Herr Kramer lebt seit dem Tod seiner Frau vor zwei Jahren alleine in einem kleinen Reihenhaus, das er kaum noch verlässt. Die Spitex unterstützt Herrn Kramer im Haushalt sowie bei der Körperpflege. Das Mittagessen erhält der pensionierte Postbote vom Mahlzeitendienst.
Gestern fand die Pflegefachfrau der Spitex Herrn Kramer hustend und stark verschwitzt im Bett vor. Sie rief sofort die Hausärztin an, die Herrn Kramer zur stationären Behandlung einwies, wo die Röntgenbilder den Verdacht auf eine Lungenentzündung bestätigten.
Zur Behandlung erhält Herr Kramer eine i. v.-Antibiotikatherapie und 2 l Sauerstoff über eine Sauerstoffbrille.
Herr Kramer ist 170 cm gross und wiegt 58 kg. Seine Körpertemperatur liegt bei 38.9 °C, die Atemfrequenz ist erhöht und der Puls beschleunigt. Seine Haut ist sehr trocken. Laut eigener Angabe trinkt er sehr wenig (ca. 1 l/Tag). Er ist sehr erschöpft und fühlt sich «wie zerschlagen».
Herr Kramer ist im Moment zu schwach, um alleine aufzustehen. Bei der ersten Mobilisation wurde ihm schwindelig. Für den Gang zur Toilette benutzt er einen Rollator. Herr Kramer sagt: «Ich fühle mich sehr unsicher beim Gehen und habe Angst, dass ich stürzen könnte.»
Herr Kramer klagt über Schmerzen im Liegen im Bereich des Kreuzbeines. Bei der Lagerung wurde eine Rötung festgestellt, die sich nach einiger Zeit zurückbildete. Herr Kramer hat keine kognitiven Einschränkungen und hilft mit so gut es geht. Da er sich kaum eigenständig bewegt, wird er von der Pflege regelmässig beim Positionswechsel unterstützt.

2.4 Vorbereitende Aufgaben

Normale Bewegung Teil 1

Lernziele

Die Studierende/der Studierende …
… definiert normale Bewegungsabläufe.
… erläutert die Kriterien der normalen Bewegung.

Auftrag

Die «normale» Bewegung beinhaltet die koordinierte und adaptierte Antwort des zentralen Nervensystems auf einen sensomotorischen Input zum Erreichen eines motorischen Zieles. Die «normale» Bewegung bildet die Grundlage für jede Bewegungsanalyse und Faszilitation. Die «normale» Bewegung ist **fliessend, ökonomisch, adaptiert, zielgerichtet, individuell** aber **vergleichbar** und **automatisch.**

Überlegen Sie sich, was die im Text fett hervorgehobenen Begriffe im Zusammenhang mit «normaler Bewegung» bedeuten.

Sozialform

Paararbeit

Medien

Friedhoff und Schieberle (2014), S. 24

Zeit

15 Minuten

Normale Bewegung Teil 2

Lernziel

Die Studierende/der Studierende erklärt Einflussfaktoren auf den Muskeltonus.

Auftrag

Der Muskeltonus (Spannungszustand der Muskulatur) spielt für normale und koordinierte Bewegungsabläufe eine wesentliche Rolle. Lesen Sie das Kapitel 2.4.2 Einflussfaktoren auf den Muskeltonus in Friedhoff und Schieberle (2014) und beantworten Sie die Fragen:

- Was sind die allgemeinen und spezifischen Einflussfaktoren auf den Muskeltonus?
- Was bedeuten die folgenden Begriffe und in welchem Zusammenhang stehen sie mit dem Muskeltonus?
  Unterstützungsfläche
  Lage im Raum/Verhältnis zur Schwerkraft
  Stabilität/Mobilität
  Stellung der Schlüsselpunkte zueinander

Sozialform Paararbeit

Medien Friedhoff und Schieberle (2014), S. 25–31

Zeit 30 Minuten

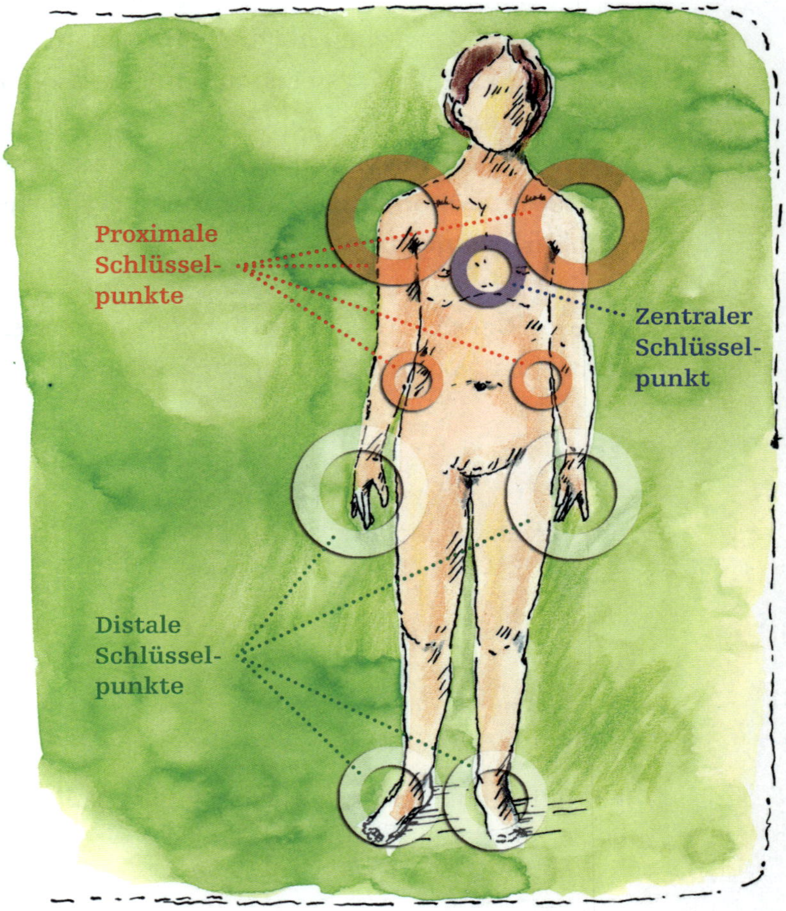

Konzept der Schlüsselpunkte.

Normale Bewegung Teil 3

Lernziel

Die Studierende/der Studierende erfährt, beobachtet und analysiert normale Bewegung.

Auftrag

Ohne Kenntnisse darüber, wie sich ein gesundes Individuum bewegt, ist es nicht möglich, eine Person in ihrer Bewegung zielgerichtet und funktionell zu unterstützen. Führen Sie die folgenden Übungen durch:

1. Legen Sie eine Matte auf den Boden. Rollen Sie sich vom Rücken auf die Seite.
   - Beobachten Sie die Bewegung möglichst genau.
   - Analysieren Sie die Bewegung, indem Sie beschreiben, welche Muskeln und Gelenke aktiv sind und in welcher Reihenfolge die einzelnen Bewegungen ablaufen. Schreiben Sie den Vorgang Schritt für Schritt auf.
2. Setzen Sie sich auf einen Stuhl und stehen Sie auf.
   - Beobachten Sie die Bewegung möglichst genau.
   - Analysieren Sie die Bewegung, indem Sie beschreiben, welche Muskeln und Gelenke aktiv sind und in welcher Reihenfolge die einzelnen Bewegungen ablaufen. Schreiben Sie den Vorgang Schritt für Schritt auf.
   - Analysieren Sie die Bewegung in Bezug auf die Veränderung der benötigten Unterstützungsfläche.
   - Analysieren Sie die Bewegung in Bezug auf die Veränderung des Körperschwerpunktes.
   - Analysieren Sie die Bewegung in Bezug auf die Schlüsselpunkte.
   - Versuchen Sie mit geschlossenen Beinen, mit weit auseinandergestellten Beinen und mit den Beinen in hüftbreitem Abstand aufzustehen. Erklären Sie, warum einzelne Varianten schwierig sind und wie die optimale Variante aussieht.
   - Probieren Sie nun verschiedene Fussstellungen: vorgeschobene Füsse, unter den Stuhl gestellte Füsse und die Füsse 90 Grad unter den Knien. Erklären Sie, warum einzelne Varianten schwierig sind und wie die optimale Variante aussieht.
   - Versuchen Sie anschliessend die Füsse parallel oder in Schrittstellung zu positionieren. Was ist einfacher?

3. Probieren Sie aus, wie Sie auf dem Stuhl nach vorne rutschen können. Probieren Sie zwei verschiedene Varianten aus.
   - Beschreiben Sie den Vorgang möglichst genau.
   - Beschreiben Sie den Schinkengang auf der Abbildung unten möglichst genau.

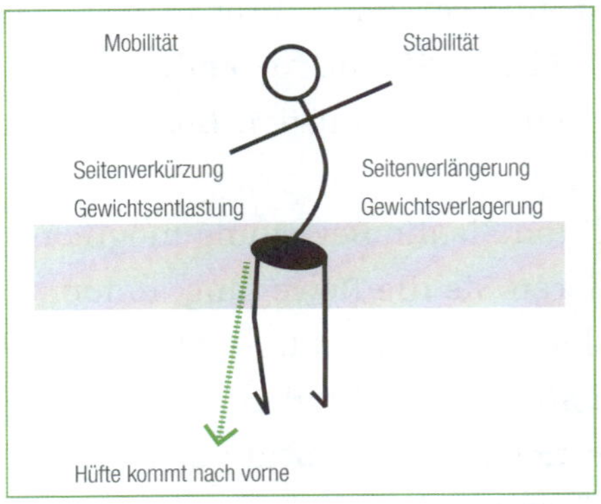

Schinkengang: Erste Hüfte bewegt sich nach vorne.

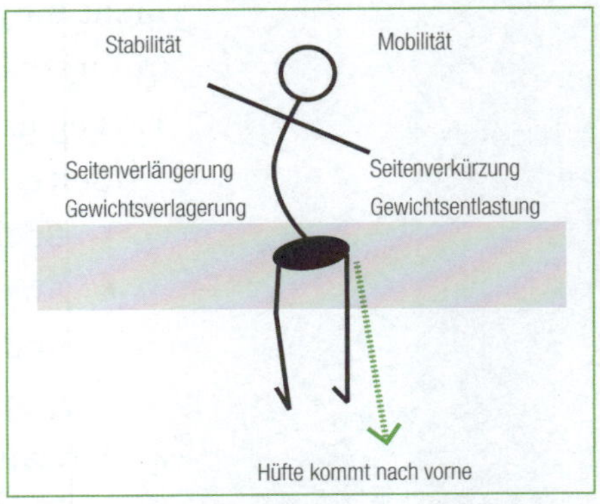

Schinkengang: Zweite Hüfte bewegt sich nach vorne.

Sozialform	Gruppenarbeit
Medien	Friedhoff und Schieberle (2014), S. 25–31, S. 160 Davies (2018), S. 46–49 Bodenmatte
Zeit	60 Minuten

Bewegungsplan

Lernziel	Die Studierende/der Studierende setzt sich mit der Bedeutung des Bewegungsplans auseinander.
Auftrag	Setzen Sie sich mit dem Bewegungsplan auseinander und klären Sie unbekannte Begriffe. Diskutieren Sie anschliessend den Aufbau und die Ziele des Bewegungsplanes.
Sozialform	Paararbeit
Medien	Bewegungsplan und Bewegungsprotokoll, siehe Anhang, S. 110–111
Zeit	20 Minuten

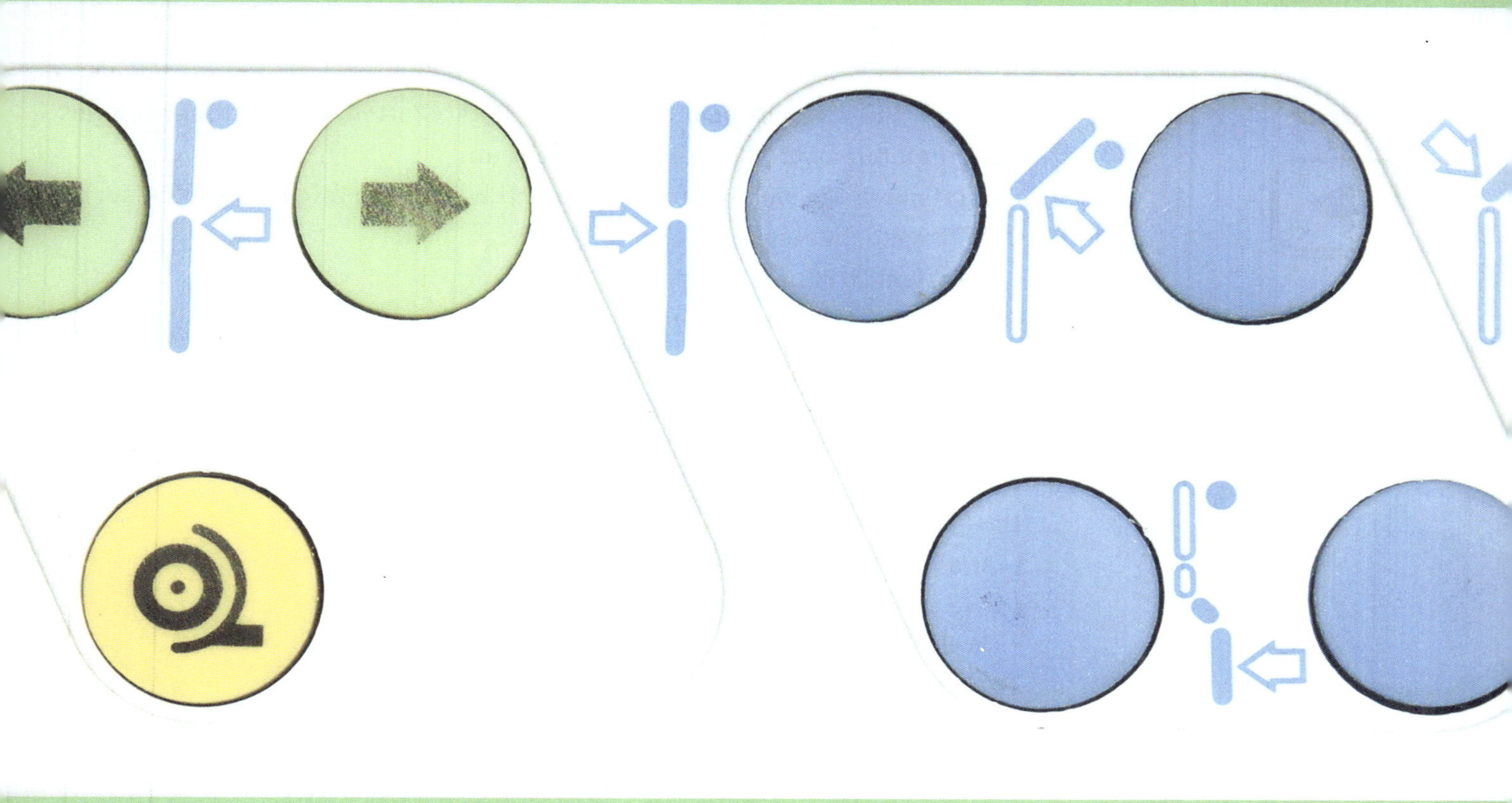

3 Trainingsaufgaben

3.1 Betten einer Patientin/eines Patienten mit zwei Pflegefachpersonen

Arbeitsauftrag

Training

Führen Sie den Handlungsablauf *Betten einer Patientin/eines Patienten mit zwei Pflegefachpersonen* durch.

Auftrag

1. Schauen Sie sich im eLehrmittel den Film «Betten einer Patientin/eines Patienten mit zwei Pflegefachpersonen» an.
2. Organisieren Sie sich in der Gruppe und weisen Sie folgende Rollen zu:
   - 2 Pflegefachpersonen
   - 1 Patientin/Patient
   - 1 Beobachterin/Beobachter
3. Führen Sie das Training gemäss Handlungsablauf durch.
4. Dokumentieren Sie Ihre Beobachtungen.
5. Reflektieren Sie die Simulation und geben Sie Feedback anhand folgender Fragen:
   Pflegefachperson
   - Was ist mir gelungen? Wo fühlte ich mich sicher?
   - Wo traten Schwierigkeiten oder Unsicherheiten auf?
   - Welche Erkenntnisse ziehe ich daraus?

   Patientin/Patient
   - Wie wurde ich in die Handlung einbezogen?
   - Wurde ich kompetent informiert?
   - Wie habe ich die Pflegefachperson erlebt?
   - Wurde meine Intimsphäre geschützt?
   - Waren die Bewegungsimpulse klar?
   - Wurden meine Fragen zufriedenstellend beantwortet?

   Beobachterin/Beobachter
   - Wurde das Material vollständig und korrekt vorbereitet?
   - War das Vorgehen gemäss dem Handlungsablauf korrekt?
   - Wurden die Prinzipien der Asepsis und Antisepsis eingehalten?
   - Hatte die Patientin/der Patient Gelegenheit, Fragen zu stellen oder Unsicherheiten zu äussern?
   - Wurde die Patientin/der Patient laufend informiert?
6. Wechseln Sie die Rollen, bis jede Person alle Rollen eingenommen hat.

Sozialform

Gruppenarbeit

Zeit

20 Minuten

Handlungsablauf

HANDLUNGSSCHRITT	BESCHREIBUNG	BEGRÜNDUNG	BEOBACHTUNGEN
Vorbereitung			
Pflegedokumentation prüfen	Informieren Sie sich in der Pflegedokumentation über die Verordnung und den Zustand der Patientin/des Patienten. Sind spezielle Hinweise zur Positionierung der Patientin/des Patienten zu beachten? Ist ein Plan des interdisziplinären Teams bezüglich des Positionswechsels vorhanden?	Sie verhindern so, dass notwendiges Material fehlt, setzen Ressourcen optimal ein und vermeiden Komplikationen. Kolleginnen und Kollegen, welche die Patientin/den Patienten früher betreut haben, sind die beste Informationsquelle.	☐ richtig ☐ falsch ☐ nicht ausgeführt
Arbeitsfläche vorbereiten	Ziehen Sie ggf. je nach Herstellerangaben des Flächendesinfektionsmittels zu Ihrem Schutz Einmalhandschuhe an und desinfizieren Sie die Arbeitsfläche (Rollwagen/Tablett für Transport) mit einer Wischdesinfektion. Beachten Sie die Einwirkungszeit des Flächendesinfektionsmittels und warten Sie, bis die Arbeitsfläche trocken ist.	Das Flächendesinfektionsmittel kann kanzerogen wirken oder Hautschädigungen verursachen. Die Desinfektion der Arbeitsfläche bewirkt eine Reduktion der Keime.	☐ richtig ☐ falsch ☐ nicht ausgeführt
Hände desinfizieren 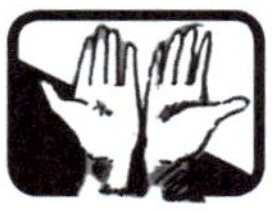	Führen Sie nach dem Ausziehen der Handschuhe eine korrekte Händedesinfektion durch.	Eine Übertragung und Verbreitung von Mikroorganismen wird verhindert.	☐ richtig ☐ falsch ☐ nicht ausgeführt
Material vorbereiten	Legen Sie frische Bettwäsche bereit.	Effiziente Arbeitsbedingungen werden geschaffen.	☐ richtig ☐ falsch ☐ nicht ausgeführt
Präsenzlicht einschalten	Schalten Sie das Präsenzlicht ein.	Das Präsenzlicht markiert im Flur die Anwesenheit einer Pflegefachperson im Zimmer der Patientin/des Patienten. Sie haben so die Möglichkeit, bei einem Notfall Alarm auszulösen.	☐ richtig ☐ falsch ☐ nicht ausgeführt

HANDLUNGSSCHRITT	BESCHREIBUNG	BEGRÜNDUNG	BEOBACHTUNGEN
Vorbereitung			
Arbeitsplatz einrichten	Schliessen Sie je nach Bedarf alle Fenster und Türen. Schicken Sie je nach Ermessen Besucherinnen/Besucher aus dem Zimmer und/oder installieren Sie einen Sichtschutz.	Zugluft wird vermieden. Die Privatsphäre der Patientin/des Patienten wird gewahrt.	☐ richtig ☐ falsch ☐ nicht ausgeführt
Hände desinfizieren 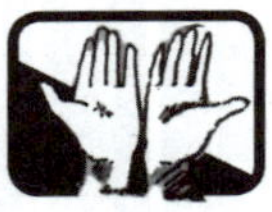	Führen Sie vor dem Kontakt mit der Patientin/dem Patienten eine korrekte Händedesinfektion durch.	Eine Übertragung und Verbreitung von Mikroorganismen wird verhindert.	☐ richtig ☐ falsch ☐ nicht ausgeführt
Patientin/Patienten vorbereiten	Begrüssen Sie die Patientin/den Patienten und stellen Sie sich, falls noch nicht geschehen, mit Namen und Funktion vor. Fragen Sie die Patientin/den Patienten nach ihrem/seinem Befinden. Erklären Sie den Anlass und die Dauer der bevorstehenden Pflegehandlung. Holen Sie das Einverständnis der Patientin/des Patienten ein. Fragen Sie nach Wünschen.	Bei Übelkeit, Schmerzen, Unwohlsein sollte der Ablauf angepasst oder entsprechend vorbereitet werden. Die Patientin/Der Patient weiss stets, welche Massnahmen an ihr/ihm vorgesehen sind. Eine korrekte und verständliche Information fördert die Akzeptanz und das Vertrauen der Patientin/des Patienten. Sie/Er fühlt sich respektiert.	☐ richtig ☐ falsch ☐ nicht ausgeführt
Rückenschonend arbeiten	Stellen Sie das Bett in eine rückenschonende Position. Sorgen Sie für ausreichende Beleuchtung.	Rückenschäden werden vermieden. Effiziente Arbeitsbedingungen werden geschaffen.	☐ richtig ☐ falsch ☐ nicht ausgeführt
Vitalzeichen prüfen	Prüfen Sie, wenn nötig, die Vitalzeichen und dokumentieren Sie diese. Reagieren Sie bei veränderten Werten.	Die Vitalzeichen sind wichtige Parameter, um den Allgemeinzustand zu erfassen.	☐ richtig ☐ falsch ☐ nicht ausgeführt
Arbeitsfläche vorbereiten	Bereiten Sie ggf. die Arbeitsfläche gemäss bereits beschriebenem Vorgehen vor.	Wird das Material erst im Zimmer gerichtet, wird es nun gemäss Hygienerichtlinien auf einer Fläche, wie z. B. einem Patiententisch oder Beistelltisch, ausgebreitet.	☐ richtig ☐ falsch ☐ nicht ausgeführt

HANDLUNGSSCHRITT	BESCHREIBUNG	BEGRÜNDUNG	BEOBACHTUNGEN
Durchführung			
Positionierungsmaterial entfernen	Entfernen Sie, wenn möglich, alle Positionierungsmittel. Ein kleines Kissen bleibt unter dem Kopf der Patientin/des Patienten. Nehmen Sie die Bettdecken und die Kissen aus dem Bett und beziehen Sie diese wenn nötig neu. Stellen Sie das Kopfteil so flach wie für den Patienten erträglich.	Das Drehen und Betten lässt sich einfacher und rascher durchführen, wenn keine zusätzlichen Kissen im Bett sind. Die Patientin/der Patient kann den eigenen Körper und ihre/seine Bewegungsmöglichkeiten ohne zusätzliche Kissen besser wahrnehmen und einsetzen.	☐ richtig ☐ falsch ☐ nicht ausgeführt
Körper drehen und stabilisieren 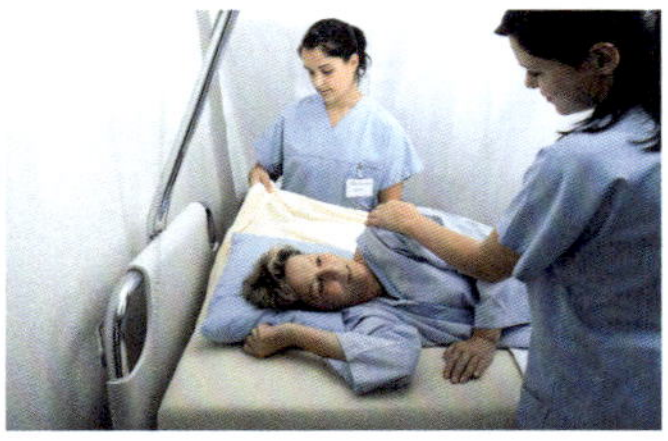	Bitten Sie die Patientin/den Patienten, das Ihnen gegenüberliegende Knie zu beugen. Fassen Sie die Patientin/den Patienten an Schulter und unter dem aufgestellten Bein am Becken und drehen Sie sie/ihn spiralig auf sich zu. Sichern Sie Ihre Stellung. Vermitteln Sie der Patientin/dem Patienten Sicherheit. Stützen Sie den Kopf der Patientin/des Patienten eventuell mit einem Nackenkissen. Setzen Sie, wenn verordnet, bei unruhigen Patientinnen/Patienten gegebenenfalls Bettgitter ein.	Nutzen Sie die Ressourcen der Patientin/des Patienten und wenden Sie Ihre kinästhetischen Grundkenntnisse an. Indem unter dem aufgestellten Bein am Becken unterstützt wird, kann einer Hüftkontusion vorgebeugt werden. Beobachten Sie die Patientin/den Patienten während der Durchführung intensiv, um auf Kreislauf- oder Bewusstseinsveränderungen frühzeitig reagieren zu können.	☐ richtig ☐ falsch ☐ nicht ausgeführt
Alte Wäsche zur Mitte rollen 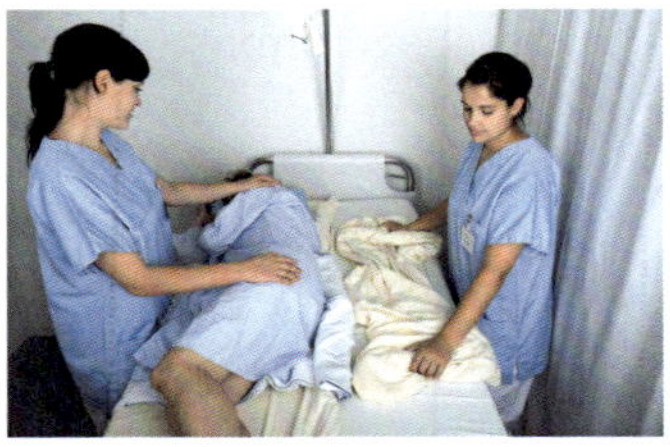	Rollen Sie benutzte Laken/Stecklaken und allenfalls Moltexunterlagen zur Mitte hin auf. Dabei wird die schmutzige Seite nach innen gerollt und möglichst nahe bei der Patientin/dem Patienten hingelegt.	Dies erlaubt ein einfaches Entfernen von der anderen Seite, sobald sich die Patientin/der Patient gedreht hat.	☐ richtig ☐ falsch ☐ nicht ausgeführt

HANDLUNGSSCHRITT	BESCHREIBUNG	BEGRÜNDUNG	BEOBACHTUNGEN
Durchführung			
Neue Wäsche einlegen und zurückdrehen 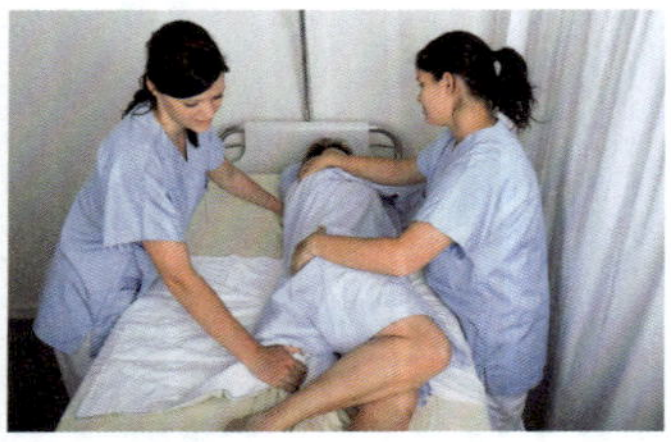	Stecken Sie das neue Bettlaken/Stecklaken und allfällige Moltexunterlagen nach allen Seiten ein und ziehen Sie sie straff. Rollen Sie die Laken zur Mitte hin. Bitten Sie nun die Patientin/den Patienten, sich vorsichtig über die Wäsche auf die andere Seite zu drehen. Wenn die Patientin/der Patient die Drehung nicht alleine durchführen kann, unterstützen Sie (zweite Pflegefachperson) sie/ihn dabei. Fassen Sie die Patientin/den Patienten an Schulter und unter dem aufgestellten Bein am Becken und drehen Sie sie/ihn spiralig auf sich zu.	Wenden Sie dabei Ihre Fähigkeiten aus der Kinästhetik an. Achten Sie bei der gesamten Durchführung auf die Sicherheit der Patientin/des Patienten. Wenn bei der Patientin/dem Patienten entsprechende Ressourcen vorhanden sind, lassen Sie sie/ihn die «Brücke» machen (z.B. durch Heben des Gesässes). Langsames Arbeiten und klare taktile Impulssetzung vermitteln Sicherheit.	☐ richtig ☐ falsch ☐ nicht ausgeführt
Gebrauchte Wäsche entfernen und neue Wäsche einbetten 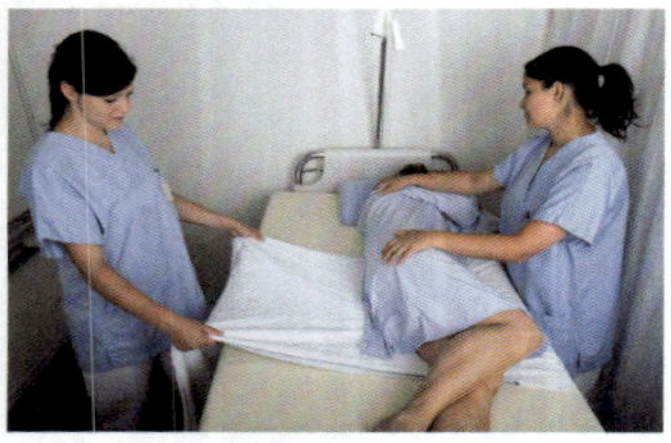	Entfernen Sie nun die benutzte Wäsche. Ziehen Sie das neue Bettlaken/Stecklaken straff und prüfen Sie mit der Hand, ob unter der Patientin/dem Patienten noch Falten vorhanden sind. Nehmen Sie die benutzte Bettwäsche und entsorgen Sie sie unverzüglich im Wäscheabwurf.	Der Dekubitusgefahr und den Schmerzen wird so vorgebeugt. Beachten Sie die Hygienestandards.	☐ richtig ☐ falsch ☐ nicht ausgeführt
Patientin/Patienten positionieren	Positionieren Sie die Patientin/den Patienten bequem, beziehen Sie gegebenenfalls auch das kleine Kissen frisch.		☐ richtig ☐ falsch ☐ nicht ausgeführt

HANDLUNGSSCHRITT	BESCHREIBUNG	BEGRÜNDUNG	BEOBACHTUNGEN
Nachbereitung			
Pflegeintervention abschliessen	Versichern Sie sich, dass die Patientin/der Patient Ihre Anweisungen verstanden hat. Fragen Sie nach, ob sie/er zufrieden ist, und klären Sie, ob noch weitere Fragen oder Unsicherheiten bestehen. Stellen Sie sicher, dass die Patientin/der Patient gut gelagert ist, und stellen Sie das Bett wieder in die Ausgangsposition zurück.		☐ richtig ☐ falsch ☐ nicht ausgeführt
Hände desinfizieren 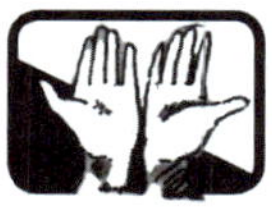	Führen Sie nach Abschluss der Pflegeintervention eine korrekte Händedesinfektion durch.	Eine Übertragung und Verbreitung von Mikroorganismen wird verhindert.	☐ richtig ☐ falsch ☐ nicht ausgeführt
Präsenzlicht ausschalten	Versichern Sie sich, dass die Glocke für die Patientin/den Patienten in Griffnähe ist, und schalten Sie das Präsenzlicht aus.	Falls Hilfe benötigt wird, kann die Patientin/der Patient eine Pflegefachperson rufen. Mit dem Ausschalten des Präsenzlichts wird ein Fehlalarm vermieden.	☐ richtig ☐ falsch ☐ nicht ausgeführt
Hände desinfizieren 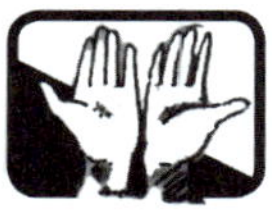	Führen Sie nach Abschluss der Handlung eine korrekte Händedesinfektion durch.	Eine Übertragung und Verbreitung von Mikroorganismen wird verhindert.	☐ richtig ☐ falsch ☐ nicht ausgeführt
Beobachtungen und Pflegeintervention dokumentieren	Halten Sie die Pflegeintervention und Ihre Beobachtungen in der Pflegedokumentation fest.	Die Pflegekontinuität wird sichergestellt.	☐ richtig ☐ falsch ☐ nicht ausgeführt

3.2 Bridging nach oben und seitwärts

Arbeitsauftrag

Training

Führen Sie den Handlungsablauf *Bridging nach oben und seitwärts* durch.

Auftrag

1. Organisieren Sie sich in der Gruppe und weisen Sie folgende Rollen zu:
   - 1 Pflegefachperson
   - 1 Patientin/Patient
   - 1 Beobachterin/Beobachter
2. Führen Sie das Training gemäss Handlungsablauf durch.
3. Dokumentieren Sie Ihre Beobachtungen.
4. Reflektieren Sie die Simulation und geben Sie Feedback anhand folgender Fragen:

   Pflegefachperson
   - Was ist mir gelungen? Wo fühlte ich mich sicher?
   - Wo traten Schwierigkeiten oder Unsicherheiten auf?
   - Welche Erkenntnisse ziehe ich daraus?

   Patientin/Patient
   - Wie wurde ich in die Handlung einbezogen?
   - Wurde ich kompetent informiert?
   - Wie habe ich die Pflegefachperson erlebt?
   - Wurde meine Intimsphäre geschützt?
   - Waren die Bewegungsimpulse klar?
   - Wurden meine Fragen zufriedenstellend beantwortet?

   Beobachterin/Beobachter
   - Wurde das Material vollständig und korrekt vorbereitet?
   - War das Vorgehen gemäss dem Handlungsablauf korrekt?
   - Wurden die Prinzipien der Asepsis und Antisepsis eingehalten?
   - Hatte die Patientin/der Patient Gelegenheit, Fragen zu stellen oder Unsicherheiten zu äussern?
   - Wurde die Patientin/der Patient laufend informiert?
5. Wechseln Sie die Rollen, bis jede Person alle Rollen eingenommen hat.

Sozialform

Gruppenarbeit

Zeit

20 Minuten

Handlungsablauf

HANDLUNGSSCHRITT	BESCHREIBUNG	BEGRÜNDUNG	BEOBACHTUNGEN
Vorbereitung			
Pflegedokumentation prüfen	Informieren Sie sich in der Pflegedokumentation über den Zustand der Patientin/des Patienten. Sind spezielle Hinweise zur Positionierung der Patientin/des Patienten zu beachten? Ist ein Plan des interdisziplinären Teams bezüglich des Positionswechsels vorhanden?	Sie verhindern so, dass notwendiges Material fehlt, setzen Ressourcen optimal ein und vermeiden Komplikationen. Kolleginnen und Kollegen, welche die Patientin/den Patienten früher betreut haben, sind oft die beste Informationsquelle.	☐ richtig ☐ falsch ☐ nicht ausgeführt
Hände desinfizieren 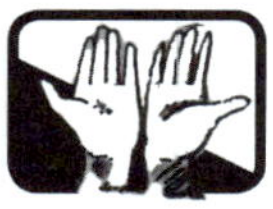	Führen Sie nach Abschluss der Handlung eine korrekte Händedesinfektion durch.	Eine Übertragung und Verbreitung von Mikroorganismen wird verhindert.	☐ richtig ☐ falsch ☐ nicht ausgeführt
Präsenzlicht einschalten	Schalten Sie das Präsenzlicht ein.	Das Präsenzlicht markiert im Flur die Anwesenheit einer Pflegefachperson im Zimmer der Patientin/des Patienten. Sie haben so die Möglichkeit, bei einem Notfall Alarm auszulösen.	☐ richtig ☐ falsch ☐ nicht ausgeführt
Arbeitsplatz einrichten	Schliessen Sie je nach Bedarf alle Fenster und Türen. Schicken Sie je nach Ermessen Besucherinnen/Besucher aus dem Zimmer und/oder installieren Sie einen Sichtschutz.	Zugluft wird vermieden. Die Privatsphäre der Patientin/des Patienten wird gewahrt.	☐ richtig ☐ falsch ☐ nicht ausgeführt
Hände desinfizieren 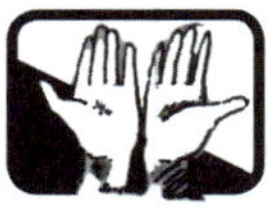	Führen Sie vor dem Kontakt mit der Patientin/dem Patienten eine korrekte Händedesinfektion durch.	Eine Übertragung und Verbreitung von Mikroorganismen wird verhindert.	☐ richtig ☐ falsch ☐ nicht ausgeführt

HANDLUNGSSCHRITT	BESCHREIBUNG	BEGRÜNDUNG	BEOBACHTUNGEN
Vorbereitung			
Patientin/Patienten vorbereiten	Begrüssen Sie die Patientin/den Patienten und stellen Sie sich, falls noch nicht geschehen, mit Namen und Funktion vor. Fragen Sie die Patientin/den Patienten nach ihrem/seinem Befinden. Erklären Sie den Anlass und die Dauer der bevorstehenden Pflegehandlung. Holen Sie das Einverständnis der Patientin/des Patienten ein. Fragen Sie nach Wünschen. Gibt es Aspekte, die der Patientin/dem Patienten mehr Sicherheit vermitteln und die Sie berücksichtigen können?	Bei Übelkeit, Schmerzen, Unwohlsein sollte der Ablauf angepasst oder entsprechend vorbereitet werden. Die Patientin/Der Patient weiss stets, welche Massnahmen an ihr/ihm vorgesehen sind. Klare Anweisungen geben der Patientin/dem Patienten Sicherheit und fördern bei ihr/ihm Motivation und Ressourcen. Die ganze Handlung lässt sich mit anderen Pflegemassnahmen sinnvoll kombinieren: Gymnastik, Massage, Kontrakturenprophylaxe. Eine korrekte und verständliche Information fördert die Akzeptanz und das Vertrauen der Patientin/des Patienten. Sie/Er fühlt sich respektiert.	☐ richtig ☐ falsch ☐ nicht ausgeführt
Rückenschonend arbeiten	Stellen Sie das Bett in eine rückenschonende Position. Sorgen Sie für ausreichende Beleuchtung.	Rückenschäden werden vermieden. Effiziente Arbeitsbedingungen werden geschaffen.	☐ richtig ☐ falsch ☐ nicht ausgeführt
Vitalzeichen prüfen	Prüfen Sie, wenn nötig, die Vitalzeichen und dokumentieren Sie diese. Reagieren Sie bei veränderten Werten.	Die Vitalzeichen sind wichtige Parameter, um den Allgemeinzustand zu erfassen.	☐ richtig ☐ falsch ☐ nicht ausgeführt

HANDLUNGSSCHRITT	BESCHREIBUNG	BEGRÜNDUNG	BEOBACHTUNGEN
Durchführung			
Grundposition einnehmen	Bringen Sie die Patientin/den Patienten in Rückenlage. Stellen Sie das Kopfkissen am Bettende auf. Bitten Sie die Patientin/den Patienten nun, die Arme über der Brust zu verschränken und die Beine aufzustellen, oder unterstützen Sie sie/ihn dabei.	Das Kopfkissen wird entfernt und am Brett des Kopfendes aufgestellt, damit sich die Patientin/der Patient beim Hochrutschen nicht den Kopf stösst. Die Auflagefläche des Körpers wird verringert und Höherrutschen wird erleichtert.	☐ richtig ☐ falsch ☐ nicht ausgeführt
Füsse der Patientin/ des Patienten fixieren	Fixieren Sie beide Füsse der Patientin/des Patienten, indem Sie Ihren Unterschenkel über die Füsse legen.	Es muss darauf geachtet werden, dass das Schienbein der Pflegenden nicht auf dem Rist der Patientin/des Patienten zu liegen kommt.	☐ richtig ☐ falsch ☐ nicht ausgeführt
Beim Beckenanheben unterstützen 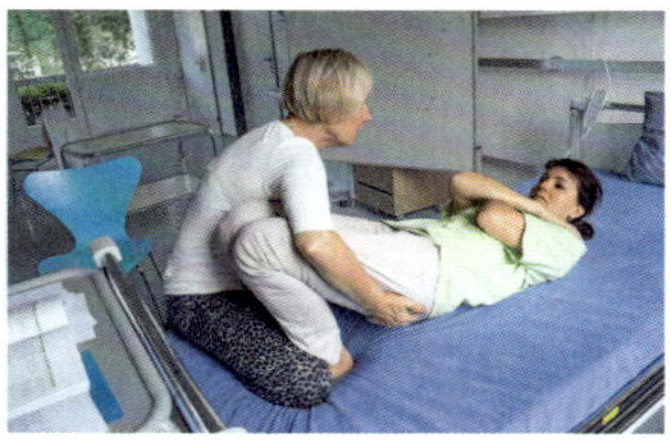	Unterstützen Sie das Anheben des Beckens der Patientin/des Patienten, indem Sie die Beine unter Ihre Achsel bringen. Durch Verlagerung Ihres Körpergewichtes in Richtung Bettende unterstützen Sie die Patientin/den Patienten beim Anheben des Beckens. Positionieren Sie Ihre Hände im Bereich des Gesässmuskels der Patientin/des Patienten, um das Anheben des Beckens zu unterstützen.	Das Anheben des Beckens ist eine wichtige Voraussetzung für das Hoch- bzw. Seitwärtsrutschen im Bett. Dadurch wird die Auflagefläche der Patientin/des Patienten im Bett und damit die Reibungsfläche vermindert. Zusätzlich ist die Belastung der Füsse eine wichtige Massnahme zur Spitzfussprophylaxe.	☐ richtig ☐ falsch ☐ nicht ausgeführt
Impuls zur Bewegung geben 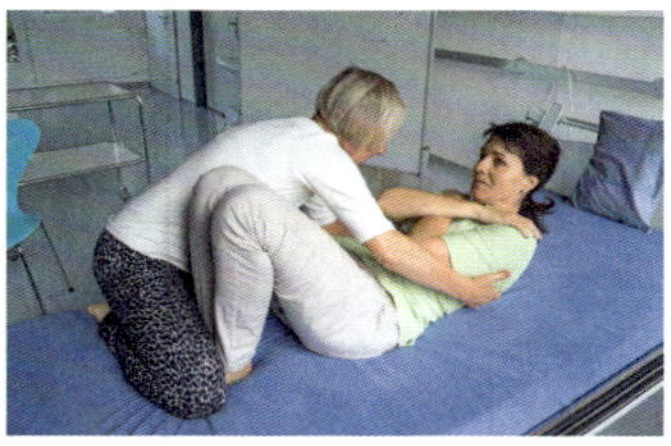	Bitten Sie die Patientin/den Patienten, den Kopf anzuheben, und geben Sie mit den Händen am Becken einen Impuls in die erwünschte Bewegungsrichtung (nach oben oder seitwärts). Beim Seitwärtsrutschen des Oberkörpers unterstützen Sie die Patientin/den Patienten unter den Schultern.	Beim Hochrutschen erfolgt das Verrutschen des Beckens und der Schultern gleichzeitig. Beim Seitwärtsrutschen erfolgt die Bewegung immer in zwei Schritten, zuerst wird das Becken und erst danach werden die Schultern seitwärts bewegt.	☐ richtig ☐ falsch ☐ nicht ausgeführt

HANDLUNGSSCHRITT	BESCHREIBUNG	BEGRÜNDUNG	BEOBACHTUNGEN
Nachbereitung			
Pflegeintervention abschliessen	Versichern Sie sich, dass die Patientin/der Patient Ihre Anweisungen verstanden hat. Fragen Sie nach, ob sie/er zufrieden ist, und klären Sie, ob noch weitere Fragen oder Unsicherheiten bestehen. Stellen Sie sicher, dass die Patientin/der Patient gut gelagert ist, und stellen Sie das Bett wieder in die Ausgangsposition zurück.		☐ richtig ☐ falsch ☐ nicht ausgeführt
Hände desinfizieren 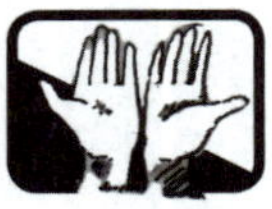	Führen Sie nach Abschluss der Pflegeintervention eine korrekte Händedesinfektion durch.	Eine Übertragung und Verbreitung von Mikroorganismen wird verhindert.	☐ richtig ☐ falsch ☐ nicht ausgeführt
Präsenzlicht ausschalten	Versichern Sie sich, dass die Glocke für die Patientin/den Patienten in Griffnähe ist, und schalten Sie das Präsenzlicht aus.	Falls Hilfe benötigt wird, kann die Patientin/der Patient eine Pflegefachperson rufen. Mit dem Ausschalten des Präsenzlichts wird ein Fehlalarm vermieden.	☐ richtig ☐ falsch ☐ nicht ausgeführt
Hände desinfizieren 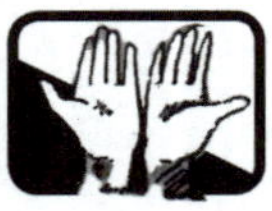	Führen Sie nach Abschluss der Handlung eine korrekte Händedesinfektion durch.	Eine Übertragung und Verbreitung von Mikroorganismen wird verhindert.	☐ richtig ☐ falsch ☐ nicht ausgeführt
Beobachtungen und Pflegeintervention dokumentieren	Halten Sie die Pflegeintervention und Ihre Beobachtungen in der Pflegedokumentation fest.	Die Pflegekontinuität wird sichergestellt.	☐ richtig ☐ falsch ☐ nicht ausgeführt

3.3 Höherrutschen im Bett: Kinästhetik

Arbeitsauftrag

Training

Führen Sie den Handlungsablauf *Höherrutschen im Bett: Kinästhetik* durch.

Auftrag

1. Organisieren Sie sich in der Gruppe und weisen Sie folgende Rollen zu:
   - 1 Pflegefachperson
   - 1 Patientin/Patient
   - 1 Beobachterin/Beobachter
2. Führen Sie das Training gemäss Handlungsablauf durch.
3. Dokumentieren Sie Ihre Beobachtungen.
4. Reflektieren Sie die Simulation und geben Sie Feedback anhand folgender Fragen:

   Pflegefachperson
   - Was ist mir gelungen? Wo fühlte ich mich sicher?
   - Wo traten Schwierigkeiten oder Unsicherheiten auf?
   - Welche Erkenntnisse ziehe ich daraus?

   Patientin/Patient
   - Wie wurde ich in die Handlung einbezogen?
   - Wurde ich kompetent informiert?
   - Wie habe ich die Pflegefachperson erlebt?
   - Wurde meine Intimsphäre geschützt?
   - Waren die Bewegungsimpulse klar?
   - Wurden meine Fragen zufriedenstellend beantwortet?

   Beobachterin/Beobachter
   - Wurde das Material vollständig und korrekt vorbereitet?
   - War das Vorgehen gemäss dem Handlungsablauf korrekt?
   - Wurden die Prinzipien der Asepsis und Antisepsis eingehalten?
   - Hatte die Patientin/der Patient Gelegenheit, Fragen zu stellen oder Unsicherheiten zu äussern?
   - Wurde die Patientin/der Patient laufend informiert?
5. Wechseln Sie die Rollen, bis jede Person alle Rollen eingenommen hat.

Sozialform

Gruppenarbeit

Zeit

20 Minuten

Handlungsablauf

HANDLUNGSSCHRITT	BESCHREIBUNG	BEGRÜNDUNG	BEOBACHTUNGEN
Vorbereitung			
Pflegedokumentation prüfen	Informieren Sie sich in der Patientendokumentation über die Verordnung und den Zustand der Patientin/des Patienten. Sind spezielle Hinweise zur Positionierung der Patientin/des Patienten zu beachten? Ist ein Plan des interdisziplinären Teams bezüglich des Positionswechsels vorhanden?	Sie verhindern so, dass notwendiges Material fehlt, setzen Ressourcen optimal ein und vermeiden Komplikationen. Kolleginnen und Kollegen, welche die Patientin/den Patienten früher betreut haben, sind oft die beste Informationsquelle.	☐ richtig ☐ falsch ☐ nicht ausgeführt
Hände desinfizieren 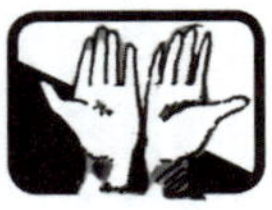	Führen Sie nach Abschluss der Handlung eine korrekte Händedesinfektion durch.	Eine Übertragung und Verbreitung von Mikroorganismen wird verhindert.	☐ richtig ☐ falsch ☐ nicht ausgeführt
Präsenzlicht einschalten	Schalten Sie das Präsenzlicht ein.	Das Präsenzlicht markiert im Flur die Anwesenheit einer Pflegefachperson im Zimmer der Patientin/des Patienten. Sie haben so die Möglichkeit, bei einem Notfall Alarm auszulösen.	☐ richtig ☐ falsch ☐ nicht ausgeführt
Arbeitsplatz einrichten	Schliessen Sie je nach Bedarf alle Fenster und Türen. Schicken Sie je nach Ermessen Besucherinnen/Besucher aus dem Zimmer und/oder installieren Sie einen Sichtschutz.	Zugluft wird vermieden. Die Privatsphäre der Patientin/des Patienten wird gewahrt.	☐ richtig ☐ falsch ☐ nicht ausgeführt
Hände desinfizieren 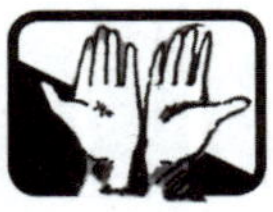	Führen Sie vor dem Kontakt mit der Patientin/dem Patienten eine korrekte Händedesinfektion durch.	Eine Übertragung und Verbreitung von Mikroorganismen wird verhindert.	☐ richtig ☐ falsch ☐ nicht ausgeführt

HANDLUNGSSCHRITT	BESCHREIBUNG	BEGRÜNDUNG	BEOBACHTUNGEN
Vorbereitung			
Patientin/Patienten vorbereiten	Begrüssen Sie die Patientin/den Patienten und stellen Sie sich, falls noch nicht geschehen, mit Namen und Funktion vor. Fragen Sie die Patientin/den Patienten nach ihrem/seinem Befinden. Erklären Sie den Anlass und die Dauer der bevorstehenden Pflegehandlung. Holen Sie das Einverständnis der Patientin/des Patienten ein. Fragen Sie nach Wünschen.	Bei Übelkeit, Schmerzen, Unwohlsein sollte der Ablauf angepasst oder entsprechend vorbereitet werden. Die Patientin/Der Patient weiss stets, welche Massnahmen an ihr/ihm vorgesehen sind. Die ganze Handlung lässt sich mit anderen Pflegemassnahmen sinnvoll kombinieren: Gymnastik, Massage, Kontrakturenprophylaxe. Eine korrekte und verständliche Information fördert die Akzeptanz und das Vertrauen der Patientin/des Patienten. Sie/Er fühlt sich respektiert.	☐ richtig ☐ falsch ☐ nicht ausgeführt
Rückenschonend arbeiten	Stellen Sie das Bett in eine rückenschonende Position. Sorgen Sie für ausreichende Beleuchtung.	Rückenschäden werden vermieden. Effiziente Arbeitsbedingungen werden geschaffen.	☐ richtig ☐ falsch ☐ nicht ausgeführt
Vitalzeichen prüfen	Prüfen Sie, wenn nötig, die Vitalzeichen und dokumentieren Sie diese. Reagieren Sie bei veränderten Werten	Die Vitalzeichen sind wichtige Parameter, um den Allgemeinzustand zu erfassen. Achten Sie insbesondere auf eine instabile Kreislaufsituation.	☐ richtig ☐ falsch ☐ nicht ausgeführt
Durchführung			
Grundposition einnehmen	Bringen Sie die Patientin/den Patienten in Rückenlage. Stellen Sie das Kopfkissen am Bettende auf. Bitten Sie die Patientin/den Patienten nun, die Arme über der Brust zu verschränken und die Beine aufzustellen, oder unterstützen Sie sie/ihn dabei.	Das Kopfkissen wird entfernt und am Brett des Kopfendes aufgestellt, damit sich die Patientin/der Patient beim Hochrutschen nicht den Kopf stösst. Die Auflagefläche des Körpers wird verringert und Höherrutschen wird erleichtert.	☐ richtig ☐ falsch ☐ nicht ausgeführt

HANDLUNGSSCHRITT	BESCHREIBUNG	BEGRÜNDUNG	BEOBACHTUNGEN
Durchführung			
Patientin/Patienten auf die Seite drehen	Bitten Sie die Patientin/den Patienten, sich leicht zu Ihnen zu drehen.	Die Seitenlage ist nur angedeutet. Schulter und Beckenseite heben sich nur wenige Zentimeter von der Matratze ab.	☐ richtig ☐ falsch ☐ nicht ausgeführt
Patientin/Patienten nach oben bewegen 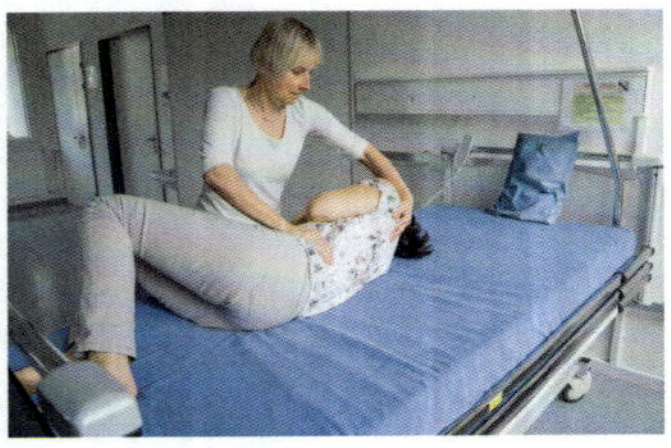	Legen Sie Ihre obere Hand direkt unterhalb des Schulterblattes an den Rücken und Ihre untere Hand an den Hüftknochen der Patientin/des Patienten. Unterstützen Sie die Bewegung der Patientin/des Patienten, indem Sie unterhalb der Schulter einen Bewegungsimpuls in die Richtung der gegenüberliegenden oberen Ecke des Bettes und bei der Hüfte einen Impuls in die Gegenrichtung geben.	Wenn möglich, sollte die Patientin/der Patient im Moment des Transfers den Kopf anheben. Durch die Bewegungsimpulse unterhalb der Schulter in Richtung der gegenüberliegenden oberen Ecke des Bettes und am Hüftknochen in der Gegenbewegung kommt es zu einer Drehbeugung.	☐ richtig ☐ falsch ☐ nicht ausgeführt
Patientin/Patienten auf die gegenüberliegende Seite zurückdrehen	Drehen Sie die Patientin/den Patienten über die Rückenlage auf die gegenüberliegende Seite.	Lösen Sie den Handkontakt erst, wenn die Patientin/der Patient sich wieder in Rückenlage befindet, damit sie/er nicht wieder in die vorherige Position zurückrutscht.	☐ richtig ☐ falsch ☐ nicht ausgeführt
Patientin/Patienten nach oben bewegen 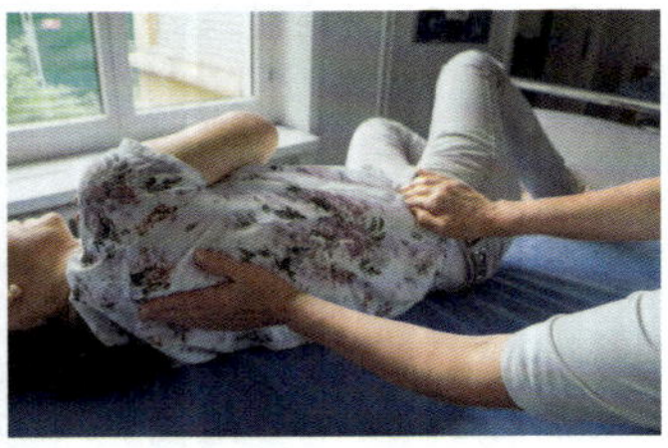	Legen Sie Ihre obere Hand unter das Schulterblatt der Patientin/des Patienten und Ihre untere Hand an den Hüftknochen. Bewegen Sie die Patientin/den Patienten in Richtung gegenüberliegende Bettkante nach oben.		☐ richtig ☐ falsch ☐ nicht ausgeführt
Patientin/Patienten auf den Rücken drehen	Drehen Sie die Patientin/den Patienten zurück in die Rückenlage. Positionieren Sie das Kissen korrekt.	Wenn die Patientin/der Patient das Kopfende noch nicht erreicht hat, wird der Ablauf wiederholt.	☐ richtig ☐ falsch ☐ nicht ausgeführt

HANDLUNGSSCHRITT	BESCHREIBUNG	BEGRÜNDUNG	BEOBACHTUNGEN
Nachbereitung			
Pflegeintervention abschliessen	Versichern Sie sich, dass die Patientin/der Patient Ihre Anweisungen verstanden hat. Fragen Sie nach, ob sie/er zufrieden ist, und klären Sie, ob noch weitere Fragen oder Unsicherheiten bestehen. Stellen Sie sicher, dass die Patientin/der Patient gut gelagert ist, und stellen Sie das Bett wieder in die Ausgangsposition zurück.		□ richtig □ falsch □ nicht ausgeführt
Hände desinfizieren 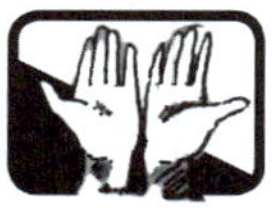	Führen Sie nach Abschluss der Pflegeintervention eine korrekte Händedesinfektion durch.	Eine Übertragung und Verbreitung von Mikroorganismen wird verhindert.	□ richtig □ falsch □ nicht ausgeführt
Präsenzlicht ausschalten	Versichern Sie sich, dass die Glocke für die Patientin/den Patienten in Griffnähe ist, und schalten Sie das Präsenzlicht aus.	Falls Hilfe benötigt wird, kann die Patientin/der Patient eine Pflegefachperson rufen. Mit dem Ausschalten des Präsenzlichts wird ein Fehlalarm vermieden.	□ richtig □ falsch □ nicht ausgeführt
Hände desinfizieren 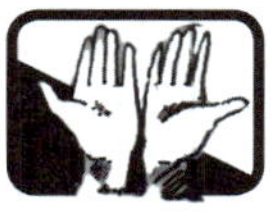	Führen Sie nach Abschluss der Handlung eine korrekte Händedesinfektion durch.	Eine Übertragung und Verbreitung von Mikroorganismen wird verhindert.	□ richtig □ falsch □ nicht ausgeführt
Beobachtungen und Pflegeintervention dokumentieren	Halten Sie die Pflegeintervention und Ihre Beobachtungen in der Pflegedokumentation fest.	Die Pflegekontinuität wird sichergestellt.	□ richtig □ falsch □ nicht ausgeführt

3.4 30-Grad-Lagerung

Arbeitsauftrag

Training

Führen Sie den Handlungsablauf *30-Grad-Lagerung* durch.

Auftrag

1. Schauen Sie sich im eLehrmittel den Film «30-Grad-Lagerung einer Patientin/eines Patienten» an.
2. Organisieren Sie sich in der Gruppe und weisen Sie folgende Rollen zu:
   - 1 Pflegefachperson
   - 1 Patientin/Patient
   - 1 Beobachterin/Beobachter
3. Führen Sie das Training gemäss Handlungsablauf durch.
4. Dokumentieren Sie Ihre Beobachtungen.
5. Reflektieren Sie die Simulation und geben Sie Feedback anhand folgender Fragen:

   Pflegefachperson
   - Was ist mir gelungen? Wo fühlte ich mich sicher?
   - Wo traten Schwierigkeiten oder Unsicherheiten auf?
   - Welche Erkenntnisse ziehe ich daraus?

   Patientin/Patient
   - Wie wurde ich in die Handlung einbezogen?
   - Wurde ich kompetent informiert?
   - Wie habe ich die Pflegefachperson erlebt?
   - Wurde meine Intimsphäre geschützt?
   - War die Lagerung angenehm?
   - Wurden meine Fragen zufriedenstellend beantwortet?

   Beobachterin/Beobachter
   - Wurde das Material vollständig und korrekt vorbereitet?
   - War das Vorgehen gemäss dem Handlungsablauf korrekt?
   - Wurden die Prinzipien der Asepsis und Antisepsis eingehalten?
   - Hatte die Patientin/der Patient Gelegenheit, Fragen zu stellen oder Unsicherheiten zu äussern?
   - Wurde die Patientin/der Patient laufend informiert?
6. Wechseln Sie die Rollen, bis jede Person alle Rollen eingenommen hat.

Sozialform

Gruppenarbeit

Zeit

20 Minuten

Handlungsablauf

HANDLUNGSSCHRITT	BESCHREIBUNG	BEGRÜNDUNG	BEOBACHTUNGEN
Vorbereitung			
Pflegedokumentation prüfen	Informieren Sie sich in der Pflegedokumentation über die Verordnung und den Zustand der Patientin/des Patienten. Sind spezielle Hinweise zur Positionierung der Patientin/des Patienten zu beachten? Ist ein Plan des interdisziplinären Teams bezüglich des Positionswechsels vorhanden?	Sie verhindern so, dass notwendiges Material fehlt, setzen Ressourcen optimal ein und vermeiden Komplikationen. Kolleginnen und Kollegen, welche die Patientin/den Patienten früher betreut haben, sind die beste Informationsquelle.	☐ richtig ☐ falsch ☐ nicht ausgeführt
Arbeitsfläche vorbereiten	Ziehen Sie ggf. je nach Herstellerangaben des Flächendesinfektionsmittels zu Ihrem Schutz Einmalhandschuhe an und desinfizieren Sie die Arbeitsfläche (Rollwagen/Tablett für Transport) mit einer Wischdesinfektion. Beachten Sie die Einwirkungszeit des Flächendesinfektionsmittels und warten Sie, bis die Arbeitsfläche trocken ist.	Das Flächendesinfektionsmittel kann kanzerogen wirken oder Hautschädigungen verursachen. Die Desinfektion der Arbeitsfläche bewirkt eine Reduktion der Keime.	☐ richtig ☐ falsch ☐ nicht ausgeführt
Hände desinfizieren 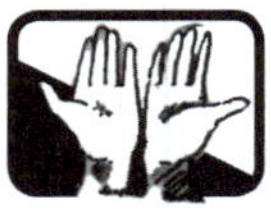	Führen Sie nach dem Ausziehen der Handschuhe eine korrekte Händedesinfektion durch.	Eine Übertragung und Verbreitung von Mikroorganismen wird verhindert.	☐ richtig ☐ falsch ☐ nicht ausgeführt
Material vorbereiten	Legen Sie das Material bereit: – zwei grosse weiche Kissen oder – ein grosses weiches Kissen und eine Rolle oder ein grosses Spreuerkissen	Effiziente Arbeitsbedingungen werden geschaffen.	☐ richtig ☐ falsch ☐ nicht ausgeführt

HANDLUNGSSCHRITT	BESCHREIBUNG	BEGRÜNDUNG	BEOBACHTUNGEN
Vorbereitung			
Präsenzlicht einschalten	Schalten Sie das Präsenzlicht ein.	Das Präsenzlicht markiert im Flur die Anwesenheit einer Pflegefachperson im Zimmer der Patientin/des Patienten. Sie haben so die Möglichkeit, bei einem Notfall Alarm auszulösen.	☐ richtig ☐ falsch ☐ nicht ausgeführt
Arbeitsplatz einrichten	Schliessen Sie je nach Bedarf alle Fenster und Türen. Schicken Sie je nach Ermessen Besucherinnen/Besucher aus dem Zimmer und/oder installieren Sie einen Sichtschutz.	Zugluft wird vermieden. Die Privatsphäre der Patientin/des Patienten wird gewahrt.	☐ richtig ☐ falsch ☐ nicht ausgeführt
Hände desinfizieren 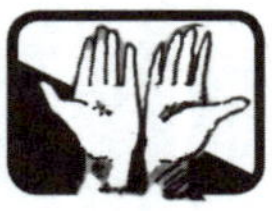	Führen Sie vor dem Kontakt mit der Patientin/dem Patienten eine korrekte Händedesinfektion durch.	Eine Übertragung und Verbreitung von Mikroorganismen wird verhindert.	☐ richtig ☐ falsch ☐ nicht ausgeführt
Patientin/Patienten vorbereiten	Begrüssen Sie die Patientin/den Patienten und stellen Sie sich, falls noch nicht geschehen, mit Namen und Funktion vor. Fragen Sie die Patientin/den Patienten nach ihrem/seinem Befinden. Erklären Sie den Anlass und die Dauer der bevorstehenden Pflegehandlung. Holen Sie das Einverständnis der Patientin/des Patienten ein. Fragen Sie nach Wünschen.	Bei Übelkeit, Schmerzen, Unwohlsein sollte der Ablauf angepasst oder entsprechend vorbereitet werden. Die Patientin/Der Patient weiss stets, welche Massnahmen an ihr/ihm vorgesehen sind. Eine korrekte und verständliche Information fördert die Akzeptanz und das Vertrauen der Patientin/des Patienten. Sie/Er fühlt sich respektiert.	☐ richtig ☐ falsch ☐ nicht ausgeführt
Rückenschonend arbeiten	Stellen Sie das Bett in eine rückenschonende Position. Sorgen Sie für ausreichende Beleuchtung.	Rückenschäden werden vermieden. Effiziente Arbeitsbedingungen werden geschaffen.	☐ richtig ☐ falsch ☐ nicht ausgeführt
Vitalzeichen prüfen	Prüfen Sie, wenn nötig, die Vitalzeichen und dokumentieren Sie diese. Reagieren Sie bei veränderten Werten.	Die Vitalzeichen sind wichtige Parameter, um den Allgemeinzustand zu erfassen.	☐ richtig ☐ falsch ☐ nicht ausgeführt

HANDLUNGSSCHRITT	BESCHREIBUNG	BEGRÜNDUNG	BEOBACHTUNGEN
Vorbereitung			
Arbeitsfläche vorbereiten	Bereiten Sie ggf. die Arbeitsfläche gemäss bereits beschriebenem Vorgehen vor.	Wird das Material erst im Zimmer gerichtet, wird es nun gemäss Hygienerichtlinien auf einer Fläche, wie z. B. einem Patiententisch oder Beistelltisch, ausgebreitet.	☐ richtig ☐ falsch ☐ nicht ausgeführt
Durchführung			
Grundposition einnehmen	Stellen Sie das Bett flach, der Kopf der Patientin/des Patienten wird mit einem kleinen Kissen unterstützt. Bewegen Sie die Patientin/den Patienten je nach Allgemeinzustand vorsichtig an den Rand des Bettes (Handlungsablauf Bridging).	Prüfen Sie nochmals, ob eine rückenschonende Position des Bettes vorgenommen wurde. Beobachten Sie die Patientin/den Patienten während der Durchführung intensiv, um auf Kreislauf-/Bewusstseinsveränderungen frühzeitig reagieren zu können.	☐ richtig ☐ falsch ☐ nicht ausgeführt
Kopf positionieren	Bitten Sie die Patientin/den Patienten, den Kopf in Richtung der Seite zu wenden, auf die sie/er gedreht werden soll, oder unterstützen Sie sie/ihn dabei. Lagern Sie den Kopf auf ein kleines Kissen.		☐ richtig ☐ falsch ☐ nicht ausgeführt
Arm positionieren	Bitten Sie die Patientin/den Patienten, den Arm, nach Möglichkeit 90 Grad abgewinkelt, auf die Matratze zu legen.	Dies verhindert, dass die Patientin/der Patient nach der Drehung auf dem Arm liegt.	☐ richtig ☐ falsch ☐ nicht ausgeführt

HANDLUNGSSCHRITT	BESCHREIBUNG	BEGRÜNDUNG	BEOBACHTUNGEN
Durchführung			
Körper drehen und stabilisieren 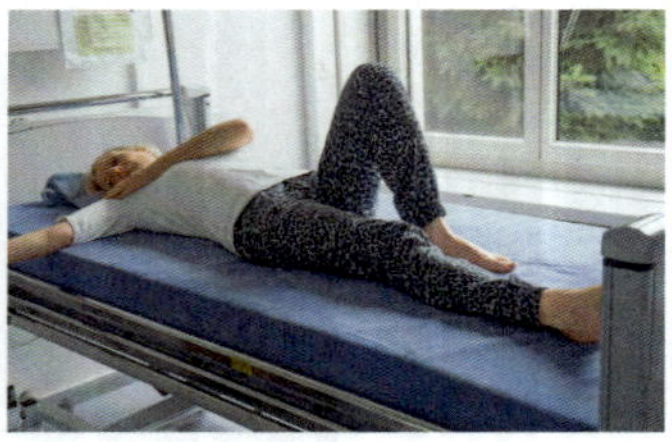 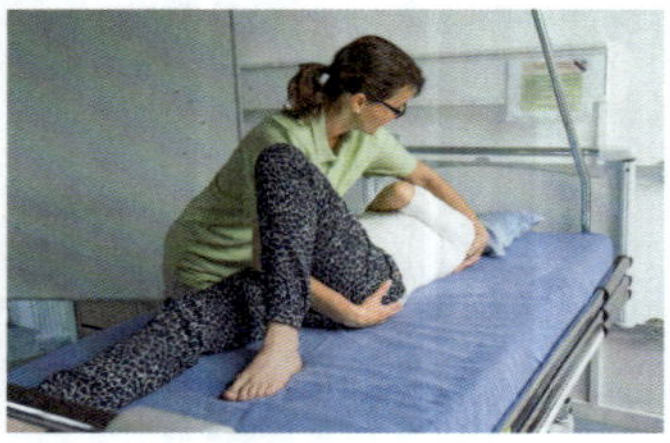 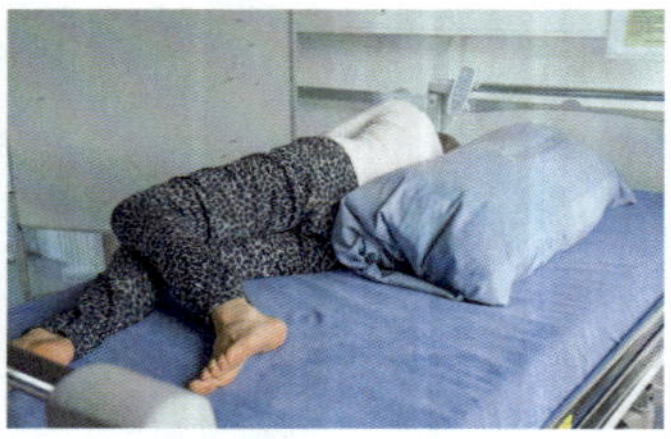 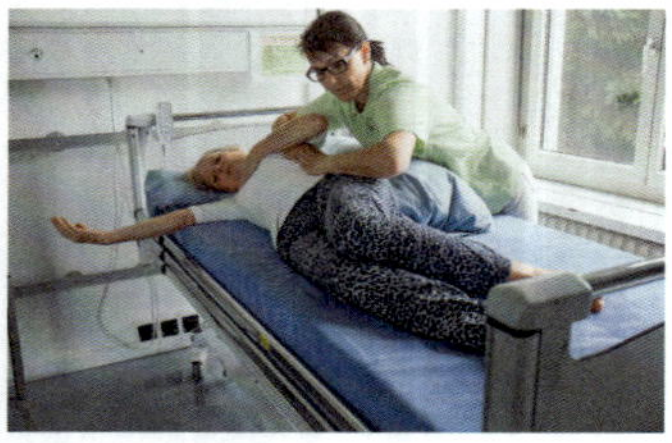	Bitten Sie die Patientin/den Patienten, das Ihnen gegenüberliegende Knie zu beugen. Fassen Sie die Patientin/den Patienten an der Schulter und unter dem aufgestellten Bein hindurch am Becken. Drehen Sie sie/ihn spiralig auf sich zu. Bitten Sie die Patientin/den Patienten, sich mit ihrem/seinem Arm vor dem Körper abzustützen. Positionieren Sie die vorbereiteten Lagerungsmittel (weiches Kissen) im Rücken der Patientin/des Patienten. Die Patientin/der Patient wird in das im Rücken liegende (weiche) Kissen gedreht bis eine 30-Grad-Lage erreicht ist.	Das weiche Kissen im Rücken muss von der Schulter bis zum Becken reichen. In der 30-Grad-Lagerung liegt die Patientin/der Patient stabil, weil die Körpermasse am Thorax und am Becken durch Lagerungsmittel gestützt wird. Sie/Er kann sich dennoch relativ frei bewegen. Für den Rücken wird ein weiches Kissen gewählt, um den Druck zu verteilen. Das Kissen kann später in kleinen Schritten immer weiter vorgezogen werden. Damit wird eine effiziente Druckverlagerung erreicht, bis die Patientin/der Patient wieder voll auf den Rücken zu liegen kommt.	☐ richtig ☐ falsch ☐ nicht ausgeführt

HANDLUNGSSCHRITT	BESCHREIBUNG	BEGRÜNDUNG	BEOBACHTUNGEN
Durchführung			
Beine positionieren	Bitten Sie die Patientin/den Patienten, das oben liegende Bein anzuwinkeln und positionieren Sie es auf einer Rolle oder einem Kissen. Achten Sie darauf, dass die Knie nicht aufeinanderliegen. In der Rolle oder im Spreuerkissen wird eine kleine Mulde geformt, in der der Knöchel gelagert wird. Das untere Bein wird in der Hüfte gestreckt und im Knie leicht gebeugt, der Knöchel wird auf einer kleinen Halbrolle gelagert.	Gefährdete Körperstellen, wie Ferse, Ellenbogen, Schulter, Knöchel und Trochanter, müssen frei und in Funktionsstellung liegen oder weich gelagert sein (wegen Kontraktur- und Dekubitusgefahr). Das Gewicht der nachfolgenden Gliedmassen soll bei keinem Gelenk einen Zug auslösen (Durchhängen o. Ä.).	☐ richtig ☐ falsch ☐ nicht ausgeführt
Trochanter und Schulter kontrollieren 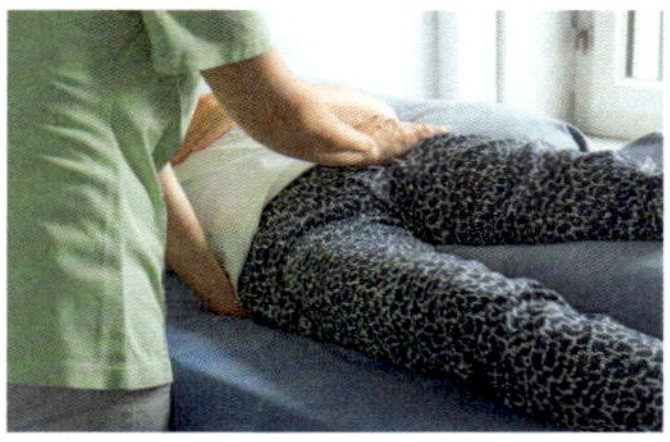	Prüfen Sie die physiologische Mittelstellung der Gelenke visuell und manuell. Kontrollieren Sie die Position des Trochanters, indem Sie die untere Hand unter den Trochanter positionieren und ihn nach vorne ziehen. Mit der oberen Hand schieben Sie gleichzeitig den oberen Trochanter nach hinten. Kontrollieren Sie die Schulter, indem Sie mit beiden Händen unter das Schulterblatt gehen und es leicht nach vorne ziehen. Ziehen Sie nun das Bettlaken straff, positionieren Sie das Kopfkissen individuell. Achten Sie darauf, dass die Patientin/der Patient auf faltenfreier Bettwäsche liegt. Falls ein Bettgitter nötig ist, wird dieses hochgezogen und fixiert.	Die Patientin/der Patient soll aufgrund der Dekubitusgefahr nicht auf dem Trochanter liegen. Daher muss die Hüfte an Ort nach vorne rotiert werden.	☐ richtig ☐ falsch ☐ nicht ausgeführt

HANDLUNGSSCHRITT	BESCHREIBUNG	BEGRÜNDUNG	BEOBACHTUNGEN
Durchführung			
Lagerung überprüfen	Überprüfen Sie die Lagerung vom Fussende des Bettes aus dahingehend, dass keine Torsion im Rücken vorhanden ist und die Patientin/der Patient parallel zur Bettkante liegt. Korrigieren Sie allenfalls die Lage durch Verschiebung des Trochanters.	Eine Torsion in der Wirbelsäule führt zu Schmerzen im Rücken. Um diese Schmerzen zu vermeiden, wird sich die Patientin/der Patient aus der Positionierung herausbewegen.	☐ richtig ☐ falsch ☐ nicht ausgeführt
Nachbereitung			
Pflegeintervention abschliessen	Versichern Sie sich, dass die Patientin/der Patient Ihre Anweisungen verstanden hat. Fragen Sie nach, ob sie/er zufrieden ist, und klären Sie, ob noch weitere Fragen oder Unsicherheiten bestehen. Stellen Sie sicher, dass die Patientin/der Patient gut gelagert ist, und stellen Sie das Bett wieder in die Ausgangsposition zurück.		☐ richtig ☐ falsch ☐ nicht ausgeführt
Hände desinfizieren 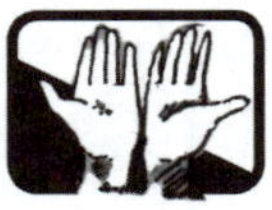	Führen Sie nach Abschluss der Pflegeintervention eine korrekte Händedesinfektion durch.	Eine Übertragung und Verbreitung von Mikroorganismen wird verhindert.	☐ richtig ☐ falsch ☐ nicht ausgeführt
Präsenzlicht ausschalten	Versichern Sie sich, dass die Glocke für die Patientin/den Patienten in Griffnähe ist, und schalten Sie das Präsenzlicht aus.	Falls Hilfe benötigt wird, kann die Patientin/der Patient eine Pflegefachperson rufen. Mit dem Ausschalten des Präsenzlichts wird ein Fehlalarm vermieden.	☐ richtig ☐ falsch ☐ nicht ausgeführt
Hände desinfizieren 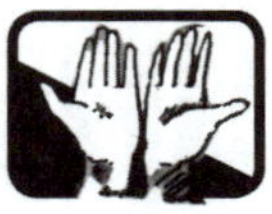	Führen Sie nach Abschluss der Handlung eine korrekte Händedesinfektion durch.	Eine Übertragung und Verbreitung von Mikroorganismen wird verhindert.	☐ richtig ☐ falsch ☐ nicht ausgeführt

HANDLUNGSSCHRITT	BESCHREIBUNG	BEGRÜNDUNG	BEOBACHTUNGEN
Nachbereitung			
Beobachtungen und Pflegeintervention dokumentieren	Halten Sie die Pflegeintervention und Ihre Beobachtungen in der Pflegedokumentation fest.	Die Pflegekontinuität wird sichergestellt.	☐ richtig ☐ falsch ☐ nicht ausgeführt

Notizen

3.5 135-Grad-Lagerung

Arbeitsauftrag

Training

Führen Sie den Handlungsablauf *135-Grad-Lagerung* durch.

Auftrag

1. Organisieren Sie sich in der Gruppe und weisen Sie folgende Rollen zu:
   - 1 Pflegefachperson
   - 1 Patientin/Patient
   - 1 Beobachterin/Beobachter
2. Führen Sie das Training gemäss Handlungsablauf durch.
3. Dokumentieren Sie Ihre Beobachtungen.
4. Reflektieren Sie die Simulation und geben Sie Feedback anhand folgender Fragen:

   Pflegefachperson
   - Was ist mir gelungen? Wo fühlte ich mich sicher?
   - Wo traten Schwierigkeiten oder Unsicherheiten auf?
   - Welche Erkenntnisse ziehe ich daraus?

   Patientin/Patient
   - Wie wurde ich in die Handlung einbezogen?
   - Wurde ich kompetent informiert?
   - Wie habe ich die Pflegefachperson erlebt?
   - Wurde meine Intimsphäre geschützt?
   - War die Lagerung angenehm?
   - Wurden meine Fragen zufriedenstellend beantwortet?

   Beobachterin/Beobachter
   - Wurde das Material vollständig und korrekt vorbereitet?
   - War das Vorgehen gemäss dem Handlungsablauf korrekt?
   - Wurden die Prinzipien der Asepsis und Antisepsis eingehalten?
   - Hatte die Patientin/der Patient Gelegenheit, Fragen zu stellen oder Unsicherheiten zu äussern?
   - Wurde die Patientin/der Patient laufend informiert?
5. Wechseln Sie die Rollen, bis jede Person alle Rollen eingenommen hat.

Sozialform

Gruppenarbeit

Zeit

20 Minuten

Handlungsablauf

HANDLUNGSSCHRITT	BESCHREIBUNG	BEGRÜNDUNG	BEOBACHTUNGEN
Vorbereitung			
Pflegedokumentation prüfen	Informieren Sie sich in der Pflegedokumentation über die Verordnung und den Zustand der Patientin/des Patienten. Sind spezielle Hinweise zur Positionierung der Patientin/des Patienten zu beachten? Ist ein Plan des interdisziplinären Teams bezüglich des Positionswechsels vorhanden?	Sie verhindern so, dass notwendige Materialien fehlen, setzen Ressourcen optimal ein und vermeiden Komplikationen. Kolleginnen und Kollegen, welche die Patientin/den Patienten früher betreut haben, sind die beste Informationsquelle.	☐ richtig ☐ falsch ☐ nicht ausgeführt
Arbeitsfläche vorbereiten	Ziehen Sie ggf. je nach Herstellerangaben des Flächendesinfektionsmittels zu Ihrem Schutz Einmalhandschuhe an und desinfizieren Sie die Arbeitsfläche (Rollwagen/Tablett für Transport) mit einer Wischdesinfektion. Beachten Sie die Einwirkungszeit des Flächendesinfektionsmittels und warten Sie, bis die Arbeitsfläche trocken ist.	Das Flächendesinfektionsmittel kann kanzerogen wirken oder Hautschädigungen verursachen. Die Desinfektion der Arbeitsfläche bewirkt eine Reduktion der Keime.	☐ richtig ☐ falsch ☐ nicht ausgeführt
Hände desinfizieren 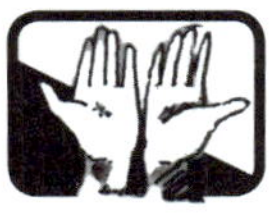	Führen Sie nach dem Ausziehen der Handschuhe eine korrekte Händedesinfektion durch.	Eine Übertragung und Verbreitung von Mikroorganismen wird verhindert.	☐ richtig ☐ falsch ☐ nicht ausgeführt
Material vorbereiten	Legen Sie zwei grosse, weiche Kissen bereit.	Effiziente Arbeitsbedingungen werden geschaffen.	☐ richtig ☐ falsch ☐ nicht ausgeführt
Präsenzlicht einschalten	Schalten Sie das Präsenzlicht ein.	Das Präsenzlicht markiert im Flur die Anwesenheit einer Pflegefachperson im Zimmer der Patientin/des Patienten. Sie haben so die Möglichkeit, bei einem Notfall Alarm auszulösen.	☐ richtig ☐ falsch ☐ nicht ausgeführt

HANDLUNGSSCHRITT	BESCHREIBUNG	BEGRÜNDUNG	BEOBACHTUNGEN
Vorbereitung			
Arbeitsplatz einrichten	Schliessen Sie je nach Bedarf alle Fenster und Türen. Schicken Sie je nach Ermessen Besucherinnen/Besucher aus dem Zimmer und/oder installieren Sie einen Sichtschutz.	Zugluft wird vermieden. Die Privatsphäre der Patientin/des Patienten wird gewahrt.	☐ richtig ☐ falsch ☐ nicht ausgeführt
Hände desinfizieren 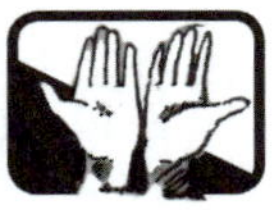	Führen Sie vor dem Kontakt mit der Patientin/dem Patienten eine korrekte Händedesinfektion durch.	Eine Übertragung und Verbreitung von Mikroorganismen wird verhindert.	☐ richtig ☐ falsch ☐ nicht ausgeführt
Patientin/Patienten vorbereiten	Begrüssen Sie die Patientin/den Patienten und stellen Sie sich, falls noch nicht geschehen, mit Namen und Funktion vor. Fragen Sie die Patientin/den Patienten nach ihrem/seinem Befinden. Erklären Sie den Anlass und die Dauer der bevorstehenden Pflegehandlung. Holen Sie das Einverständnis der Patientin/des Patienten ein. Fragen Sie nach Wünschen.	Bei Übelkeit, Schmerzen, Unwohlsein sollte der Ablauf angepasst oder entsprechend vorbereitet werden. Die Patientin/Der Patient weiss stets, welche Massnahmen an ihr/ihm vorgesehen sind. Eine korrekte und verständliche Information fördert die Akzeptanz und das Vertrauen der Patientin/des Patienten. Sie/Er fühlt sich respektiert.	☐ richtig ☐ falsch ☐ nicht ausgeführt
Rückenschonend arbeiten	Stellen Sie das Bett in eine rückenschonende Position. Sorgen Sie für ausreichende Beleuchtung.	Rückenschäden werden vermieden. Effiziente Arbeitsbedingungen werden geschaffen.	☐ richtig ☐ falsch ☐ nicht ausgeführt
Vitalzeichen prüfen	Prüfen Sie, wenn nötig, die Vitalzeichen und dokumentieren Sie diese. Reagieren Sie bei veränderten Werten.	Die Vitalzeichen sind wichtige Parameter, um den Allgemeinzustand zu erfassen.	☐ richtig ☐ falsch ☐ nicht ausgeführt
Arbeitsfläche vorbereiten	Bereiten Sie ggf. die Arbeitsfläche gemäss bereits beschriebenem Vorgehen vor.	Wird das Material erst im Zimmer gerichtet, wird es nun gemäss Hygienerichtlinien auf einer Fläche, wie z. B. einem Patiententisch oder Beistelltisch, ausgebreitet.	☐ richtig ☐ falsch ☐ nicht ausgeführt

HANDLUNGSSCHRITT	BESCHREIBUNG	BEGRÜNDUNG	BEOBACHTUNGEN
Durchführung			
Grundposition einnehmen	Stellen Sie das Bett flach, der Kopf der Patientin/des Patienten wird mit einem kleinen Kissen unterstützt. Bewegen Sie die Patientin/den Patienten je nach Allgemeinzustand vorsichtig an den Rand des Bettes (siehe Handlungsablauf Bridging).	Prüfen Sie nochmals, ob eine rückenschonende Position und Einstellung des Bettes vorgenommen wurde. Beobachten Sie die Patientin/den Patienten während der Durchführung intensiv, um auf Kreislauf-/Bewusstseinsveränderungen frühzeitig reagieren zu können.	☐ richtig ☐ falsch ☐ nicht ausgeführt
Kissen positionieren	Legen Sie zwei weiche, grosse Kissen vor die Patientin/den Patienten.		☐ richtig ☐ falsch ☐ nicht ausgeführt
Hand positionieren	Bitten Sie die Patientin/den Patienten, sich einige Zentimeter von den Kissen weg zu drehen und die Hand, die näher bei der Pflegefachperson liegt, mit der Handinnenfläche nach oben unter das Gesäss zu legen.	Dies ermöglicht, dass die Patientin/der Patient sich über den Arm drehen kann und dieser später nach hinten herausgenommen werden kann.	☐ richtig ☐ falsch ☐ nicht ausgeführt
Kopf positionieren	Bitten Sie die Patientin/den Patienten, den Kopf auf jene Seite zu wenden, auf die sie/er gedreht werden soll, oder unterstützen Sie sie/ihn dabei. Lagern Sie den Kopf auf ein kleines Kissen.		☐ richtig ☐ falsch ☐ nicht ausgeführt
Arm positionieren	Bitten Sie die Patientin/den Patienten, den zweiten Arm auf den Brustkorb zu legen.		☐ richtig ☐ falsch ☐ nicht ausgeführt

HANDLUNGSSCHRITT	BESCHREIBUNG	BEGRÜNDUNG	BEOBACHTUNGEN
Durchführung			
Körper drehen 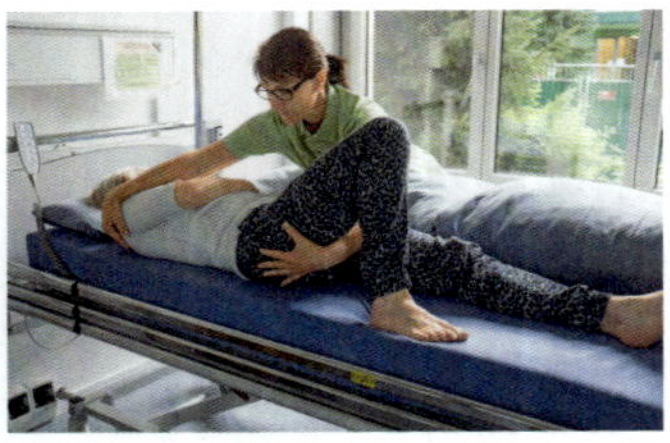	Bitten Sie die Patientin/den Patienten, das Ihnen gegenüberliegende Knie zu beugen. Fassen Sie die Patientin/den Patienten an der Schulter und unter dem aufgestellten Bein am Becken und drehen Sie sie/ihn spiralig auf sich zu, sodass sich die Patientin/der Patient anschliessend an den Kissen anlehnt und das obere Bein abgewinkelt auf den Kissen liegt.	Die Kissen vor der Patientin/dem Patienten sind weich.	☐ richtig ☐ falsch ☐ nicht ausgeführt
Beine lagern	Das obere Bein liegt abgewinkelt auf den Kissen. Der Fuss ist unterstützt. Das untere Bein wird in der Hüfte gestreckt und im Knie leicht angewinkelt		☐ richtig ☐ falsch ☐ nicht ausgeführt
Schulter positionieren 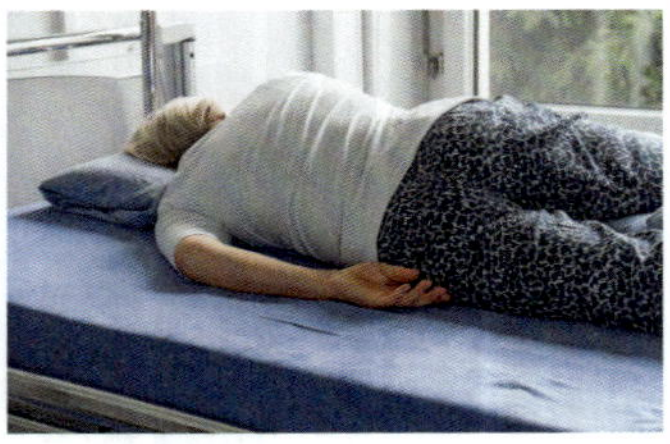	Bitten Sie die Patientin/den Patienten, den unten liegenden Arm selber nach hinten herauszunehmen. Wenn die Patientin/der Patient Unterstützung braucht, greifen Sie mit beiden Händen unter die Schulter und ziehen diese sanft nach hinten.		☐ richtig ☐ falsch ☐ nicht ausgeführt

HANDLUNGSSCHRITT	BESCHREIBUNG	BEGRÜNDUNG	BEOBACHTUNGEN
Nachbereitung			
Trochanter und Schulter kontrollieren	Prüfen Sie die physiologische Mittelstellung anhand der Schlüsselpunkte der Gelenke visuell und manuell. Kontrollieren Sie die Position des Trochanters, indem Sie die untere Hand unter den Trochanter positionieren und ihn nach hinten ziehen. Mit der oberen Hand schieben Sie gleichzeitig den oberen Trochanter nach vorne. Kontrollieren Sie die Schulter. Korrigieren Sie die Position, wenn nötig, indem Sie die Schulter mit beiden Händen umfassen und in die richtige Position bringen. Ziehen Sie nun das Bettlaken straff, positionieren Sie das Kopfkissen individuell. Achten Sie darauf, dass die Patientin/der Patient auf faltenfreier Bettwäsche liegt. Falls ein Bettgitter nötig ist, wird dieses hochgezogen und fixiert.	Die Patientin/der Patient soll aufgrund der Dekubitusgefahr nicht auf dem Trochanter liegen. Daher muss die Hüfte an Ort nach hinten rotiert werden.	☐ richtig ☐ falsch ☐ nicht ausgeführt
Lagerung überprüfen 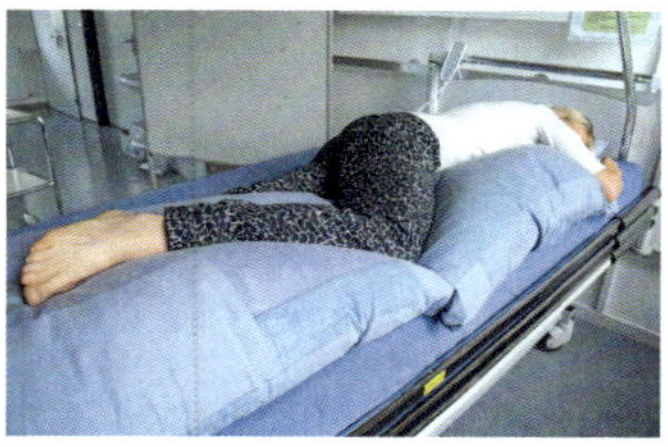	Überprüfen Sie die Lagerung vom Fussende des Bettes aus dahingehend, dass keine Torsion im Rücken vorhanden ist und die Patientin/der Patient parallel zur Bettkante liegt. Korrigieren Sie allenfalls die Lage durch Verschiebung des Trochanters.	Eine Torsion in der Wirbelsäule führt zu Schmerzen im Rücken. Um diese Schmerzen zu vermeiden, wird sich die Patientin/der Patient aus der Positionierung herausbewegen.	☐ richtig ☐ falsch ☐ nicht ausgeführt

HANDLUNGSSCHRITT	BESCHREIBUNG	BEGRÜNDUNG	BEOBACHTUNGEN
Nachbereitung			
Pflegeintervention abschliessen	Versichern Sie sich, dass die Patientin/der Patient Ihre Anweisungen verstanden hat, fragen Sie nach, ob sie/er zufrieden ist, und klären Sie, ob noch weitere Fragen oder Unsicherheiten bestehen. Stellen Sie sicher, dass die Patientin/der Patient gut positioniert ist und die Atmung frei ist.		☐ richtig ☐ falsch ☐ nicht ausgeführt
Hände desinfizieren 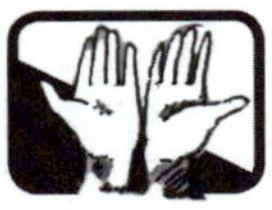	Führen Sie nach Abschluss der Pflegeintervention eine korrekte Händedesinfektion durch.	Eine Übertragung und Verbreitung von Mikroorganismen wird verhindert.	☐ richtig ☐ falsch ☐ nicht ausgeführt
Präsenzlicht ausschalten	Versichern Sie sich, dass die Glocke für die Patientin/den Patienten in Griffnähe ist, und schalten Sie das Präsenzlicht aus.	Falls Hilfe benötigt wird, kann die Patientin/der Patient eine Pflegefachperson rufen. Mit dem Ausschalten des Präsenzlichts wird ein Fehlalarm vermieden.	☐ richtig ☐ falsch ☐ nicht ausgeführt
Hände desinfizieren 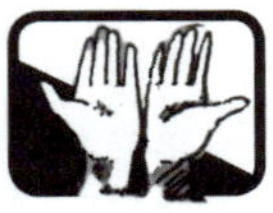	Führen Sie nach Abschluss der Handlung eine korrekte Händedesinfektion durch.	Eine Übertragung und Verbreitung von Mikroorganismen wird verhindert.	☐ richtig ☐ falsch ☐ nicht ausgeführt
Beobachtungen und Pflegeintervention dokumentieren	Halten Sie die Pflegeintervention und Ihre Beobachtungen in der Pflegedokumentation fest.	Die Pflegekontinuität wird sichergestellt.	☐ richtig ☐ falsch ☐ nicht ausgeführt

3.6 Oberkörperhochlagerung

Arbeitsauftrag

Training

Führen Sie den Handlungsablauf *Oberkörperhochlagerung* durch.

Auftrag

1. Organisieren Sie sich in der Gruppe und weisen Sie folgende Rollen zu:
   - 1 Pflegefachperson
   - 1 Patientin/Patient
   - 1 Beobachterin/Beobachter
2. Führen Sie das Training gemäss Handlungsablauf durch.
3. Dokumentieren Sie Ihre Beobachtungen.
4. Reflektieren Sie die Simulation und geben Sie Feedback anhand folgender Fragen:
   Pflegefachperson
   - Was ist mir gelungen? Wo fühlte ich mich sicher?
   - Wo traten Schwierigkeiten oder Unsicherheiten auf?
   - Welche Erkenntnisse ziehe ich daraus?

   Patientin/Patient
   - Wie wurde ich in die Handlung einbezogen?
   - Wurde ich kompetent informiert?
   - Wie habe ich die Pflegefachperson erlebt?
   - Wurde meine Intimsphäre geschützt?
   - War die Lagerung angenehm?
   - Wurden meine Fragen zufriedenstellend beantwortet?

   Beobachterin/Beobachter
   - Wurde das Material vollständig und korrekt vorbereitet?
   - War das Vorgehen gemäss dem Handlungsablauf korrekt?
   - Wurden die Prinzipien der Asepsis und Antisepsis eingehalten?
   - Hatte die Patientin/der Patient Gelegenheit, Fragen zu stellen oder Unsicherheiten zu äussern?
   - Wurde die Patientin/der Patient laufend informiert?
5. Wechseln Sie die Rollen, bis jede Person alle Rollen eingenommen hat.

Sozialform

Gruppenarbeit

Zeit

20 Minuten

Handlungsablauf

HANDLUNGSSCHRITT	BESCHREIBUNG	BEGRÜNDUNG	BEOBACHTUNGEN
Vorbereitung			
Pflegedokumentation prüfen	Informieren Sie sich in der Pflegedokumentation über die Verordnung und den Zustand der Patientin/des Patienten. Sind spezielle Hinweise zur Positionierung der Patientin/des Patienten zu beachten? Ist ein Plan des interdisziplinären Teams bezüglich des Positionswechsels vorhanden?	Sie verhindern so, dass notwendiges Material fehlt, setzen Ressourcen optimal ein und vermeiden Komplikationen. Kolleginnen und Kollegen, welche die Patientin/den Patienten früher betreut haben, sind die beste Informationsquelle.	☐ richtig ☐ falsch ☐ nicht ausgeführt
Arbeitsfläche vorbereiten	Ziehen Sie ggf. je nach Herstellerangaben des Flächendesinfektionsmittels zu Ihrem Schutz Einmalhandschuhe an und desinfizieren Sie die Arbeitsfläche (Rollwagen/Tablett für Transport) mit einer Wischdesinfektion. Beachten Sie die Einwirkungszeit des Flächendesinfektionsmittels und warten Sie, bis die Arbeitsfläche trocken ist.	Das Flächendesinfektionsmittel kann kanzerogen wirken oder Hautschädigungen verursachen. Die Desinfektion der Arbeitsfläche bewirkt eine Reduktion der Keime.	☐ richtig ☐ falsch ☐ nicht ausgeführt
Hände desinfizieren 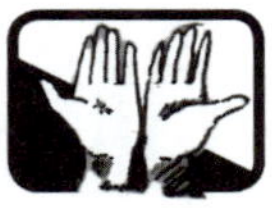	Führen Sie nach dem Ausziehen der Handschuhe eine korrekte Händedesinfektion durch.	Eine Übertragung und Verbreitung von Mikroorganismen wird verhindert.	☐ richtig ☐ falsch ☐ nicht ausgeführt
Material vorbereiten	Legen Sie das Material auf der Arbeitsfläche bereit: – grosses Frottiertuch (Rutschbremse) – kleines Frottiertuch oder Knierolle – evtl. Kissen oder Fussstütze – grosses, weiches Kissen	Effiziente Arbeitsbedingungen werden geschaffen.	☐ richtig ☐ falsch ☐ nicht ausgeführt

HANDLUNGSSCHRITT	BESCHREIBUNG	BEGRÜNDUNG	BEOBACHTUNGEN
Vorbereitung			
Präsenzlicht einschalten	Schalten Sie das Präsenzlicht ein.	Das Präsenzlicht markiert im Flur die Anwesenheit einer Pflegefachperson im Zimmer der Patientin/des Patienten. Sie haben so die Möglichkeit, bei einem Notfall Alarm auszulösen.	☐ richtig ☐ falsch ☐ nicht ausgeführt
Arbeitsplatz einrichten	Schliessen Sie je nach Bedarf alle Fenster und Türen. Schicken Sie je nach Ermessen Besucherinnen/Besucher aus dem Zimmer und/oder installieren Sie einen Sichtschutz.	Zugluft wird vermieden. Die Privatsphäre der Patientin/des Patienten wird gewahrt.	☐ richtig ☐ falsch ☐ nicht ausgeführt
Hände desinfizieren 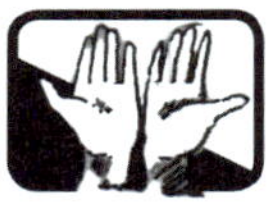	Führen Sie vor dem Kontakt mit der Patientin/dem Patienten eine korrekte Händedesinfektion durch.	Eine Übertragung und Verbreitung von Mikroorganismen wird verhindert.	☐ richtig ☐ falsch ☐ nicht ausgeführt
Patientin/Patienten vorbereiten	Begrüssen Sie die Patientin/den Patienten und stellen Sie sich, falls noch nicht geschehen, mit Namen und Funktion vor. Fragen Sie die Patientin/den Patienten nach ihrem/seinem Befinden. Erklären Sie den Anlass und die Dauer der bevorstehenden Pflegehandlung. Holen Sie das Einverständnis der Patientin/des Patienten ein. Fragen Sie nach Wünschen. Sorgen Sie dafür, dass Infusionsleitungen, Sonden oder Drainagen genügend Spielraum haben und nicht abgeknickt werden.	Bei Übelkeit, Schmerzen, Unwohlsein sollte der Ablauf angepasst oder entsprechend vorbereitet werden. Die Patientin/Der Patient weiss stets, welche Massnahmen an ihr/ihm vorgesehen sind. Eine korrekte und verständliche Information fördert die Akzeptanz und das Vertrauen der Patientin/des Patienten. Sie/Er fühlt sich respektiert. Sie verhindern so, dass Leitungen unfreiwillig entfernt (herausgerissen) werden.	☐ richtig ☐ falsch ☐ nicht ausgeführt
Rückenschonend arbeiten	Stellen Sie das Bett in eine rückenschonende Position. Sorgen Sie für ausreichende Beleuchtung.	Rückenschäden werden vermieden. Effiziente Arbeitsbedingungen werden geschaffen.	☐ richtig ☐ falsch ☐ nicht ausgeführt

HANDLUNGSSCHRITT	BESCHREIBUNG	BEGRÜNDUNG	BEOBACHTUNGEN
Vorbereitung			
Vitalzeichen prüfen	Prüfen Sie, wenn nötig, die Vitalzeichen und dokumentieren Sie diese. Reagieren Sie bei veränderten Werten	Die Vitalzeichen sind wichtige Parameter, um den Allgemeinzustand zu erfassen. Achten Sie insbesondere auf eine instabile Kreislaufsituation.	☐ richtig ☐ falsch ☐ nicht ausgeführt
Arbeitsfläche vorbereiten	Bereiten Sie ggf. die Arbeitsfläche gemäss bereits beschriebenem Vorgehen vor.	Wird das Material erst im Zimmer gerichtet, wird es nun gemäss Hygienerichtlinien auf einer Fläche, wie z. B. einem Patiententisch oder Beistelltisch, ausgebreitet.	☐ richtig ☐ falsch ☐ nicht ausgeführt
Durchführung			
Grundposition einnehmen	Bringen Sie das Bett in eine flache Position. Unterstützen Sie die Patientin/den Patienten mit einem kleinen Kopfkissen. Bewegen Sie die Patientin/den Patienten je nach Allgemeinzustand vorsichtig an das Kopfende des Bettes, bis das Hüftgelenk der Patientin/des Patienten und der Knick des Kopfteils des Bettes auf gleicher Höhe sind, insofern die Grösse der Patientin/des Patienten dies zulässt.	Transferieren Sie die Patientin/den Patienten mit kinästhetischen Techniken oder mit dem Bridging an das Kopfende des Bettes. Wählen Sie die Technik entsprechend den Fähigkeiten des Patienten/der Patientin (Beweglichkeit, Rückenschmerzen.) Prüfen Sie nochmals, ob eine rückenschonende Position und Einstellung des Bettes vorgenommen wurde. Beobachten Sie die Patientin/den Patienten während der Durchführung intensiv, um auf Kreislauf-/ Bewusstseinsveränderungen frühzeitig reagieren zu können.	☐ richtig ☐ falsch ☐ nicht ausgeführt
Rutschbremse einbetten	Legen Sie ein grosses zusammengerolltes Frottiertuch als «Bremse» vor die Sitzbeinhöcker der Patientin/des Patienten. Betten Sie bei Bedarf zusätzlich ein Kissen oder eine Fussstütze als «Bettverkürzer» am Bettende ein. Spreizen Sie die Beine des Patienten leicht ab.	Wenn das Kopfteil des Bettes höher gestellt wird, kann es dazu kommen, dass die Patientin/der Patient Richtung Fussende rutscht. Durch diese Position im Bett wird der Brustkorb eingeengt. Statt der angestrebten Atemunterstützung wird die Atmung nun zusätzlich erschwert. Zudem steigt durch die Scherkräfte die Dekubitusgefahr.	☐ richtig ☐ falsch ☐ nicht ausgeführt

HANDLUNGSSCHRITT	BESCHREIBUNG	BEGRÜNDUNG	BEOBACHTUNGEN
Durchführung			
		Das Kissen am Ende des Bettes dient gleichzeitig als Spitzfussprophylaxe. (Vorsicht: dies ist u.U. bei Patientinnen und Patienten mit neurologischen Erkrankungen nicht erlaubt.) Mit dem leichten Spreizen der Beine wird der Reibungswiderstand und die Stabilität erhöht.	
Kopfende des Bettes hochstellen	Stellen Sie das Kopfende des Bettes hoch. Achten Sie dabei darauf, dass die Patientin/der Patient den Kopf anhebt und die Arme nach vorne streckt, allenfalls können die Arme der Patientin/des Patienten geführt werden, indem Sie dabei die Hände mit der einen Hand halten.	Die aktive Haltung und Mitarbeit der Patientin/des Patienten fördert deren Ressourcen und stärkt die Muskulatur. Bei einer leicht erhöhten Lagerungsposition wird das Rückenteil rund 20 Grad nach oben gestellt. Diese Lagerung kann z. B. nach Schilddrüsenerkrankungen oder bei Gallenkoliken (heftige krampfartige Schmerzen durch Einklemmung von Gallensteinen im Gallengang) angewendet werden. Um 45 Grad wird das Kopfteil bei einer halbsitzenden Position angestellt. Diese Lagerung ist etwa bei einem Lungenödem (Wasseransammlung in der Lunge) sinnvoll.	☐ richtig ☐ falsch ☐ nicht ausgeführt
	Beachten Sie das Dekubitusrisiko vor allem im Gesässbereich und passen Sie die Lagerungszeit entsprechend an.	Für die sitzende Position ist ein Anstellwinkel von nahezu 90 Grad erforderlich. Es wird zusätzlich ein grosses, weiches Kissen im Bereich der Lendenwirbelsäule eingebettet. So aufgerichtet sinkt die Aspirationsgefahr beim Essen deutlich. Bei der Oberkörperlagerung ist der Schwerpunkt des Gewichtes im Bereich des Gesässes und der Sitzbeinhöcker.	

HANDLUNGSSCHRITT	BESCHREIBUNG	BEGRÜNDUNG	BEOBACHTUNGEN
Durchführung			
Kissen im Rücken positionieren	Bitten Sie die Patientin/den Patienten, sich leicht nach vorne zu beugen. Bei einer 20- bzw. 45-Grad-Operkörperhochlagerung platzieren Sie ein grosses, weiches Kissen so, dass es die ganze Wirbelsäule unterstützt. Bei einer 90-Grad-Oberkörperhochlagerung platzieren Sie ein grosses, weiches Kissen hinter den Rücken so, dass es unmittelbar unter den Schulterblättern liegt.	Die Position des Kissens hängt vom Ziel und den Fähigkeiten der Patientin/des Patienten ab. Wird von der Patientin/dem Patienten Aktivität verlangt (Essen, Waschen), ist es wichtig, dass die Schultern frei sind, da sonst die Bewegungsmöglichkeit eingeschränkt wird.	☐ richtig ☐ falsch ☐ nicht ausgeführt
Knierolle positionieren	Platzieren Sie eine Knierolle oder eine kleines Frottiertuch unter den Knien der Patientin/des Patienten.	Dies führt zu einer Entspannung der Bauchdeckenmuskulatur und somit zu einer Atemerleichterung und vermeidet eine Überstreckung der Beine.	☐ richtig ☐ falsch ☐ nicht ausgeführt
Bei Atemnot Arme hochlagern	Wenn die Atmung der Patientin/des Patienten erschwert ist, können die Arme auf Spreuerkissen hochgelagert werden.	Der Brustkorb ist dann vom Gewicht der Arme entlastet. Die Atemhilfsmuskulatur kann effektiver genutzt werden. Die Unterlagerung der Arme sollte nicht über einen längeren Zeitrahmen genutzt werden, da diese Haltung die Entwicklung einer Beugekontraktur fördert.	☐ richtig ☐ falsch ☐ nicht ausgeführt
Nachbereitung			
Pflegeintervention abschliessen	Versichern Sie sich, dass die Patientin/der Patient Ihre Anweisungen verstanden hat, fragen Sie nach, ob sie/er zufrieden ist, und klären Sie, ob noch weitere Fragen oder Unsicherheiten bestehen. Stellen Sie sicher, dass die Patientin/der Patient gut positioniert ist und die Atmung frei ist.		☐ richtig ☐ falsch ☐ nicht ausgeführt

HANDLUNGSSCHRITT	BESCHREIBUNG	BEGRÜNDUNG	BEOBACHTUNGEN
Nachbereitung			
Hände desinfizieren 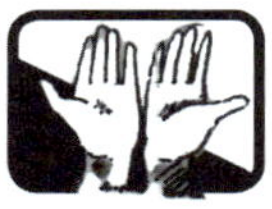	Führen Sie nach Abschluss der Pflegeintervention eine korrekte Händedesinfektion durch.	Eine Übertragung und Verbreitung von Mikroorganismen wird verhindert.	☐ richtig ☐ falsch ☐ nicht ausgeführt
Präsenzlicht ausschalten	Versichern Sie sich, dass die Glocke für die Patientin/den Patienten in Griffnähe ist, und schalten Sie das Präsenzlicht aus.	Falls Hilfe benötigt wird, kann die Patientin/der Patient eine Pflegefachperson rufen. Mit dem Ausschalten des Präsenzlichts wird ein Fehlalarm vermieden.	☐ richtig ☐ falsch ☐ nicht ausgeführt
Hände desinfizieren 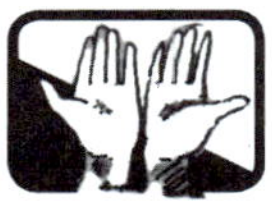	Führen Sie nach Abschluss der Handlung eine korrekte Händedesinfektion durch.	Eine Übertragung und Verbreitung von Mikroorganismen wird verhindert.	☐ richtig ☐ falsch ☐ nicht ausgeführt
Beobachtungen und Pflegeintervention dokumentieren	Halten Sie die Pflegeintervention und Ihre Beobachtungen in der Pflegedokumentation fest.	Die Pflegekontinuität wird sichergestellt.	☐ richtig ☐ falsch ☐ nicht ausgeführt

Notizen

3.7 Halbhoher Transfer vom Bett in den Rollstuhl

Arbeitsauftrag

Training

Führen Sie den Handlungsablauf *Halbhoher Transfer vom Bett in den Rollstuhl* durch.

Auftrag

1. Schauen Sie sich im eLehrmittel den Film «Tiefer Transfer vom Bett zum Stuhl» an.
2. Organisieren Sie sich in der Gruppe und weisen Sie folgende Rollen zu:
   - 1 Pflegefachperson
   - 1 Patientin/Patient
   - 1 Beobachterin/Beobachter
3. Führen Sie das Training gemäss Handlungsablauf durch.
4. Dokumentieren Sie Ihre Beobachtungen.
5. Reflektieren Sie die Simulation und geben Sie Feedback anhand folgender Fragen:
   Pflegefachperson
   - Was ist mir gelungen? Wo fühlte ich mich sicher?
   - Wo traten Schwierigkeiten oder Unsicherheiten auf?
   - Welche Erkenntnisse ziehe ich daraus?

   Patientin/Patient
   - Wie wurde ich in die Handlung einbezogen?
   - Wurde ich kompetent informiert?
   - Wie habe ich die Pflegefachperson erlebt?
   - Wurde meine Intimsphäre geschützt?
   - Waren die Bewegungsimpulse klar?
   - Wurden meine Fragen zufriedenstellend beantwortet?

   Beobachterin/Beobachter
   - Wurde das Material vollständig und korrekt vorbereitet?
   - War das Vorgehen gemäss dem Handlungsablauf korrekt?
   - Wurden die Prinzipien der Asepsis und Antisepsis eingehalten?
   - Hatte die Patientin/der Patient Gelegenheit, Fragen zu stellen oder Unsicherheiten zu äussern?
   - Wurde die Patientin/der Patient laufend informiert?
6. Wechseln Sie die Rollen, bis jede Person alle Rollen eingenommen hat.

Sozialform

Gruppenarbeit

Zeit

20 Minuten

Handlungsablauf

HANDLUNGSSCHRITT	BESCHREIBUNG	BEGRÜNDUNG	BEOBACHTUNGEN
Vorbereitung			
Pflegedokumentation prüfen	Informieren Sie sich in der Pflegedokumentation über die Verordnung und den Zustand der Patientin/des Patienten. Sind spezielle Hinweise zur Positionierung der Patientin/des Patienten zu beachten? Ist ein Plan des interdisziplinären Teams bezüglich des Positionswechsels vorhanden?	Sie verhindern so, dass notwendiges Material fehlt, setzen Ressourcen optimal ein und vermeiden Komplikationen. Kolleginnen und Kollegen, welche die Patientin/den Patienten früher betreut haben, sind die beste Informationsquelle.	☐ richtig ☐ falsch ☐ nicht ausgeführt
Hände desinfizieren 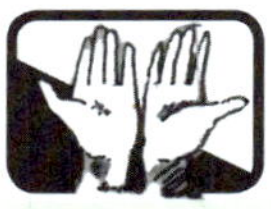	Führen Sie nach Abschluss der Handlung eine korrekte Händedesinfektion durch.	Eine Übertragung und Verbreitung von Mikroorganismen wird verhindert.	☐ richtig ☐ falsch ☐ nicht ausgeführt
Präsenzlicht einschalten	Schalten Sie das Präsenzlicht ein.	Das Präsenzlicht markiert im Flur die Anwesenheit einer Pflegefachperson im Zimmer der Patientin/des Patienten. Sie haben so die Möglichkeit, bei einem Notfall Alarm auszulösen.	☐ richtig ☐ falsch ☐ nicht ausgeführt
Arbeitsplatz einrichten	Schliessen Sie je nach Bedarf alle Fenster und Türen. Schicken Sie nach Ermessen Besucherinnen/Besucher aus dem Zimmer und/oder installieren Sie einen Sichtschutz.	Zugluft wird vermieden. Die Privatsphäre der Patientin/des Patienten wird gewahrt.	☐ richtig ☐ falsch ☐ nicht ausgeführt
Hände desinfizieren 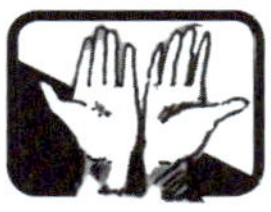	Führen Sie vor dem Kontakt mit der Patientin/dem Patienten eine korrekte Händedesinfektion durch.	Eine Übertragung und Verbreitung von Mikroorganismen wird verhindert.	☐ richtig ☐ falsch ☐ nicht ausgeführt

HANDLUNGSSCHRITT	BESCHREIBUNG	BEGRÜNDUNG	BEOBACHTUNGEN
Vorbereitung			
Patientin/Patienten vorbereiten	Begrüssen Sie die Patientin/den Patienten und stellen Sie sich, falls noch nicht geschehen, mit Namen und Funktion vor. Fragen Sie die Patientin/den Patienten nach ihrem/seinem Befinden. Erklären Sie den Anlass und die Dauer der bevorstehenden Pflegehandlung. Holen Sie das Einverständnis der Patientin/des Patienten ein. Fragen Sie nach Wünschen.	Bei Übelkeit, Schmerzen, Unwohlsein sollte der Ablauf angepasst oder entsprechend vorbereitet werden. Die Patientin/Der Patient weiss stets, welche Massnahmen an ihr/ihm vorgesehen sind. Eine korrekte und verständliche Information fördert die Akzeptanz und das Vertrauen der Patientin/des Patienten. Sie/Er fühlt sich respektiert.	☐ richtig ☐ falsch ☐ nicht ausgeführt
Rückenschonend arbeiten	Stellen Sie das Bett in eine rückenschonende Position. Sorgen Sie für ausreichende Beleuchtung.	Rückenschäden werden vermieden. Effiziente Arbeitsbedingungen werden geschaffen.	☐ richtig ☐ falsch ☐ nicht ausgeführt
Vitalzeichen prüfen	Prüfen Sie, wenn nötig, die Vitalzeichen und dokumentieren Sie diese. Reagieren Sie bei veränderten Werten.	Die Vitalzeichen sind wichtige Parameter, um den Allgemeinzustand zu erfassen.	☐ richtig ☐ falsch ☐ nicht ausgeführt
Material vorbereiten	Legen Sie das Material bereit: – ein Frottiertuch als Bettschutz – gute, rutschfeste Schuhe – Rollstuhl mit funktionierenden Bremsen	Effiziente Arbeitsbedingungen werden geschaffen. Das Frottiertuch dient als Bettschutz. Verfügt die Patientin/der Patient über rutschfeste Schuhe, sind diese aus Sicherheitsgründen anzuziehen.	☐ richtig ☐ falsch ☐ nicht ausgeführt
Patientin/Patient richtig positionieren	Positionieren Sie den Rollstuhl mit der Patientin/dem Patienten neben dem Kopf- oder Fussteil des Bettes. Ziehen Sie die Bremsen am Rollstuhl an. Entfernen Sie beim Rollstuhl die Armlehne, die näher beim Bett ist, und beide Fussrasten.	Dies ermöglicht einen kurzen Transferweg. Gut funktionierende Bremsen sind Voraussetzung für einen sicheren Transfer. Eine Abnahme der Seitenlehnen verringert die Stolpergefahr.	☐ richtig ☐ falsch ☐ nicht ausgeführt

HANDLUNGSSCHRITT	BESCHREIBUNG	BEGRÜNDUNG	BEOBACHTUNGEN
Durchführung			
Lagerungsmaterial entfernen	Nehmen Sie die Bettdecke und möglichst auch alle Lagerungshilfsmittel vom Bett. Nur das Kopfkissen bleibt unter dem Kopf des Patienten. Legen Sie das Frottiertuch unter die Füsse der Patientin/des Patienten Richtung Fussende.	Die Patientin/Der Patient soll während der Mobilisation über möglichst viel Bewegungsfreiheit verfügen. So kann sie/er den eigenen Körper und den Bewegungsablauf besser wahrnehmen. Werden die Schuhe im Bett angezogen, so dient das Frottiertuch als Bettschutz.	☐ richtig ☐ falsch ☐ nicht ausgeführt
Grundposition einnehmen	Bringen Sie die Patientin/den Patienten in Rückenlage. (Ziehen Sie der Patientin/dem Patienten gegebenenfalls rutschfeste Schuhe an).	Wenn die Patientin/der Patient keine ausreichende Rumpfstabilität zum freien Sitzen aufweist, sollten die Schuhe im Bett angezogen werden. Flache, rutschfeste Schuhe sind empfehlenswert.	☐ richtig ☐ falsch ☐ nicht ausgeführt
Drehung des Körpers vorbereiten	Bitten Sie die Patientin/den Patienten, den Kopf in Bewegungsrichtung zu drehen. Legen Sie die Arme der Patientin/des Patienten in Bewegungsrichtung. Bringen Sie den Arm, der näher der Pflegeperson ist, in Abduktionsstellung und legen Sie den gegenüberliegenden Arm in Bewegungsrichtung über den Brustkorb Richtung Bettrand. Bitten Sie die Patientin/den Patienten, beide Beine anzuwinkeln (unterstützen Sie gegebenenfalls die Bewegung).	Dies dient dazu, die Seitenlage vorzubereiten: Die Patientin/der Patient kann sich so besser orientieren, in welche Richtung die Bewegungen gehen sollen. Planen Sie die Bewegungsanleitung so, dass der Patient die Beine oder Arme mit eigener Muskelkraft anwinkeln kann.	☐ richtig ☐ falsch ☐ nicht ausgeführt

HANDLUNGSSCHRITT	BESCHREIBUNG	BEGRÜNDUNG	BEOBACHTUNGEN
Durchführung			
Körper auf die Seite drehen 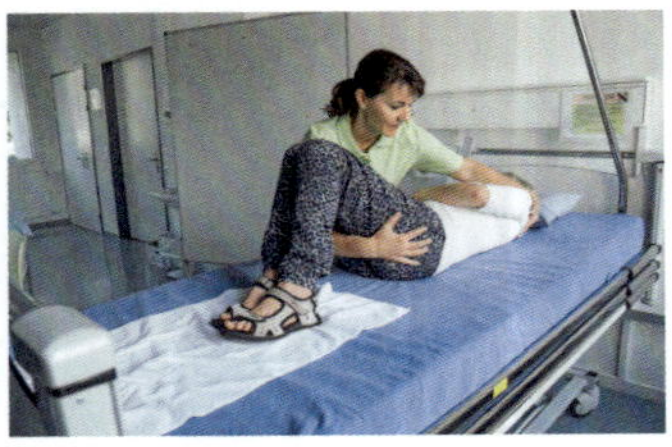 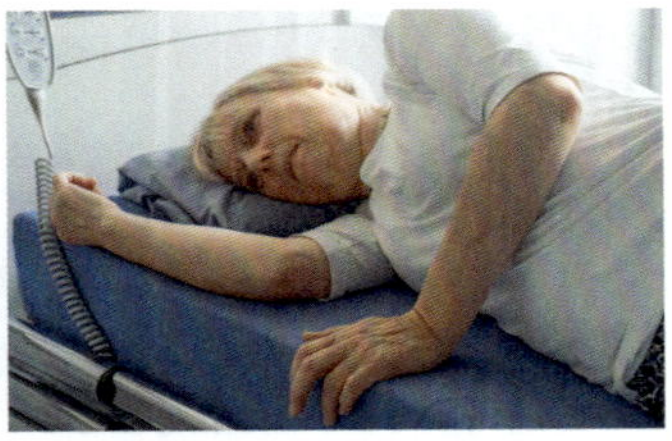	Unterstützen Sie gegebenenfalls die Drehung auf die Seite, indem Sie mit der einen Hand an der Schulter und mit der anderen Hand unter den Knien der angewinkelten Beine ans Becken greifen. Bitten Sie die Patientin/den Patienten, beim Drehen den Kopf anzuheben. Bewegen Sie die Patientin/den Patienten spiralig auf die Seite. Bitten Sie die Patientin/den Patienten, sich mit der oben liegenden Hand auf der Matratze abzustützen.	Mit einer Verlagerung des Gewichts auf die Fusssohlen (angewinkelte Beine) kann das Becken von der Patientin/dem Patienten selbst auf die Seite gestossen oder gedreht werden. Leiten Sie gemäss den Grundregeln der Kinästhetik an.	☐ richtig ☐ falsch ☐ nicht ausgeführt
Körper in Sitzposition bringen 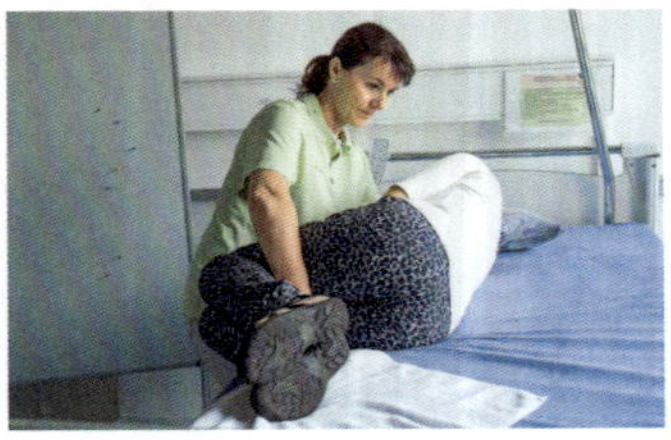	Führen Sie Ihre Hand unter dem Kopf der Patientin/des Patienten durch, bis die Hand zwischen den Schulterblättern zu liegen kommt. Mit der anderen Hand fassen Sie die Beine, um diese über den Bettrand zu bewegen. Anschliessend legen Sie die Hand aufs Becken und unterstützen das Aufsitzen durch einen leichten Zug am Becken. Bitten Sie die Patientin/den Patienten, beim Drehen den Kopf anzuheben, sich mit dem Arm, der über den Brustkorb gelegt war, an der Matratze abzustossen und sich (wenn möglich) mit dem anderen Arm im Bett abzustützen.	Der Unterarm kann so, falls nötig, die Kopfstabilität unterstützen. Bei einer Patientin/einem Patienten mit einer guten Rumpfstabilität stellen Sie das Bett vor dem Aufrichten in die Sitzposition nach unten, um den Boden-Fuss-Kontakt zu ermöglichen und die sitzende Position zu stabilisieren. Damit kann die Patientin/der Patient die Bewegung aktiv unterstützen, und die Eigenaktivität wird gefördert. Beobachten Sie die Patientin/den Patienten während der Durchführung intensiv, um auf Kreislauf- oder Bewusstseinsveränderungen frühzeitig reagieren zu können.	☐ richtig ☐ falsch ☐ nicht ausgeführt

HANDLUNGSSCHRITT	BESCHREIBUNG	BEGRÜNDUNG	BEOBACHTUNGEN
Durchführung			
Sitzposition stabilisieren 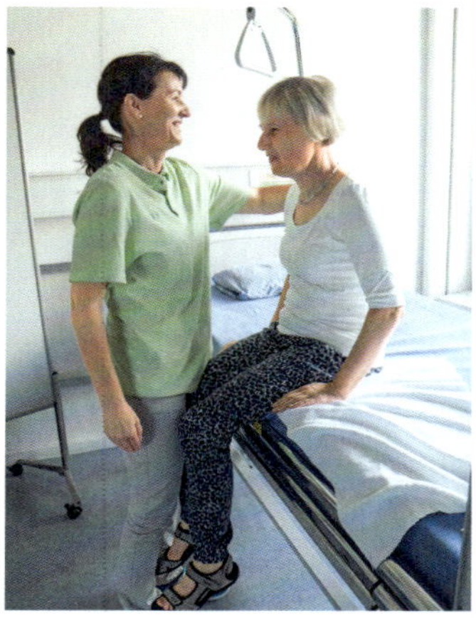	Wenn sich die Patientin/der Patient in einer sitzenden Position befindet, stabilisieren Sie sie/ihn, indem Sie vor den Beinen stehen und mit einer Hand im Bereich der Wirbelsäule Halt geben. Passen Sie die Betthöhe so an, dass die Füsse Bodenkontakt haben. Variante zur Sicherung der sitzenden Position: Mit Ihrer flachen Hand können Sie am Schulterblatt der Patientin/des Patienten kleine Impulse geben, damit die Patientin/der Patient selbst das Gleichgewicht finden kann. Beobachten Sie die Patientin/den Patienten während der Durchführung intensiv, um auf Kreislauf- oder Bewusstseinsveränderungen frühzeitig reagieren zu können.	Sie können dadurch Unwohlsein oder die Gefahr eines Kreislaufkollapses frühzeitig erkennen und darauf reagieren. Mögliche Anzeichen sind: – Schwindel (z. B. Schwarzwerden vor den Augen) – Übelkeit – Blässe – kalter Schweiss – Tachykardie	☐ richtig ☐ falsch ☐ nicht ausgeführt
Grundposition der Patientin/des Patienten überprüfen	Kontrollieren Sie, sobald die Patientin/der Patient am Bettrand sitzt, ob die Füsse vollständig am Boden, hüftbreit und die Zehen unter den Knien positioniert sind. Der dem Rollstuhl nähere Fuss der Patientin/des Patienten steht in leichter Schrittstellung etwas vor dem anderen Fuss.	Stabilität und Flexibilität bei Patientin/Patient und Pflegefachperson für die folgende Rotation sind so sichergestellt. Dies verhindert bei der Drehung im Stehen ein Überkreuzen der Beine (Stabilität).	☐ richtig ☐ falsch ☐ nicht ausgeführt
Position für den Transfer einnehmen 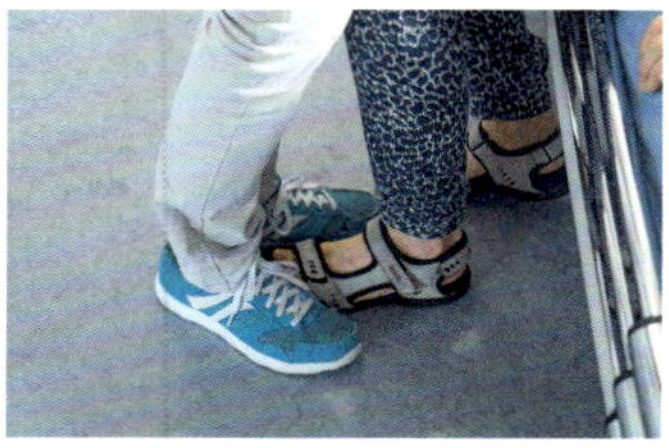	Stellen Sie sich frontal und in leichter Schrittstellung der Patientin/dem Patienten gegenüber, positionieren Sie Ihr vom Rollstuhl weiter entferntes Bein zwischen den Knien der Patientin/des Patienten. Stabilisieren Sie das zu unterstützende Knie (das Knie näher beim Rollstuhl) der Patientin/des Patienten zwischen Ihren Knien.	Diese Positionierung verhindert ein Durchrutschen des Knies der Patientin/des Patienten bei unstabilem Stehvermögen. Je nach Grösse der Pflegefachperson/des Patienten erfolgt die Unterstützung am Knie oder Schienbein.	☐ richtig ☐ falsch ☐ nicht ausgeführt

HANDLUNGSSCHRITT	BESCHREIBUNG	BEGRÜNDUNG	BEOBACHTUNGEN
Durchführung			
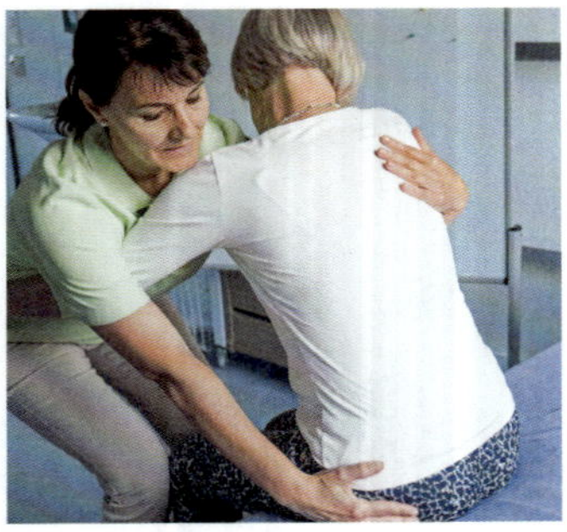	Fassen Sie die Patientin/den Patienten mit der vom Rollstuhl weiter entfernten Hand auf der Höhe des Schulterblatts und mit der anderen Hand am Becken. Die Patientin/der Patient umfasst Sie mit einer Hand am oberen Teil und mit der anderen am unteren Teil Ihres Rückens.	Mit der einen Hand am Schulterblatt und der anderen am Becken können Sie die Bewegungsanleitung klar initiieren und dosieren, sofern dies nötig ist. Die Handposition links/rechts kann je nach dominierender Hand der Pflegefachperson variieren. Die Positionierung der Hände an der Patientin/an dem Patienten (Becken, Schulter) bleibt gleich. Beobachten Sie die Patientin/den Patienten während der Durchführung intensiv, um auf Kreislauf- oder Bewusstseinsveränderungen frühzeitig reagieren zu können.	
Bewegungsimpuls geben	Geben Sie mit einem deutlichen Körperkontakt und einer Anweisung an die Patientin/den Patienten den Bewegungsimpuls zur Transferbewegung.	Die Patientin/der Patient wird zur aktiven Beteiligung aufgefordert, dies wirkt motivierend.	☐ richtig ☐ falsch ☐ nicht ausgeführt
Transferbewegung vornehmen	Lassen Sie die Patientin/den Patienten eine aufrechte Haltung einnehmen und ihren/seinen Oberkörper in Vorlage bringen, bis ihr/sein Gesäss minimal vom Sitz abhebt. Führen Sie nun gemeinsam und langsam die Transferbewegung in Richtung Rollstuhl aus.	Das Gewicht des Oberkörpers der Patientin/des Patienten wird langsam nach vorne und leicht nach oben verlagert. Die Seitwärtsbewegung wird eingeleitet, wenn die Patientin/der Patient Gewicht übernimmt. Wichtig: Um einen physiologischen Bewegungsablauf zu gewährleisten, muss das Gewicht des Oberkörpers über die Beine nach vorne gebracht werden, bis sich das Gesäss von der Sitzfläche hebt.	☐ richtig ☐ falsch ☐ nicht ausgeführt

HANDLUNGSSCHRITT	BESCHREIBUNG	BEGRÜNDUNG	BEOBACHTUNGEN
Durchführung			
	Verlagern Sie während dieser Aktion das Gewicht Ihres Körpers nach hinten (keine Rücklage!) sowie von einem Fuss auf den anderen und bewegen Sie sich spiralartig. Positionieren Sie das Gesäss der Patientin/des Patienten mit einer tiefen Drehbewegung zur zu transferierenden Sitzfläche. Setzen Sie die Patientin/den Patienten sanft auf den Rollstuhl ab.	Die Pflegefachperson muss in die Knie gehen, damit eine Gewichtsverlagerung ermöglicht wird. Die Bewegungsanleitung steuern und dosieren Sie über die Hand am Schulterblatt und am Gesäss. Der Transfer kann gegebenenfalls in mehreren Schritten erfolgen. Zum Schutz wird dabei das Rad des Rollstuhls mit einem kleinen Spreukissen abgedeckt.	
Sitzposition einnehmen lassen	Lassen Sie die Patientin/den Patienten eine sichere Position einnehmen. Dies bedeutet: Die Füsse haben Bodenkontakt, die Patientin/der Patient kann das Gewicht auf die ganze Sitzfläche abgeben und den Rücken anlehnen. Der zentrale und die proximalen Schlüsselpunkte sind annähernd auf einer Höhe.	Eventuell muss die Patientin/der Patient im Stuhl nach hinten rutschen. Dies kann mittels leichter, wechselseitiger Gewichtsverlagerungen (Schinkengang) unterstützt werden. Wenn die Beine der Patientin/des Patienten für den Bodenkontakt zu kurz sind, organisieren Sie die Fussrasten des Rollstuhls oder eine Bodenauflage.	☐ richtig ☐ falsch ☐ nicht ausgeführt
Nachbereitung			
Pflegeintervention abschliessen	Bringen Sie die evtl. fehlende Seitenlehne am Rollstuhl wieder an. Versichern Sie sich, dass die Patientin/der Patient Ihre Anweisungen verstanden hat. Fragen Sie nach, ob sie/er zufrieden ist, und klären Sie, ob noch weitere Fragen oder Unsicherheiten bestehen. Stellen Sie sicher, dass die Patientin/der Patient gut im Rollstuhl positioniert ist. Stellen Sie das Bett wieder in die Ausgangsposition zurück.	Die Fussrasten werden entsprechend den Fähigkeiten der Patientin/des Patienten montiert oder weggelassen.	☐ richtig ☐ falsch ☐ nicht ausgeführt

HANDLUNGSSCHRITT	BESCHREIBUNG	BEGRÜNDUNG	BEOBACHTUNGEN
Nachbereitung			
Hände desinfizieren 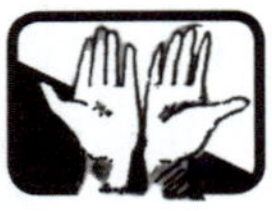	Führen Sie nach Abschluss der Pflegeintervention eine korrekte Händedesinfektion durch.	Eine Übertragung und Verbreitung von Mikroorganismen wird verhindert.	☐ richtig ☐ falsch ☐ nicht ausgeführt
Präsenzlicht ausschalten	Versichern Sie sich, dass die Glocke für die Patientin/den Patienten in Griffnähe ist, und schalten Sie das Präsenzlicht aus.	Falls Hilfe benötigt wird, kann die Patientin/der Patient eine Pflegefachperson rufen. Mit dem Ausschalten des Präsenzlichts wird ein Fehlalarm vermieden.	☐ richtig ☐ falsch ☐ nicht ausgeführt
Hände desinfizieren 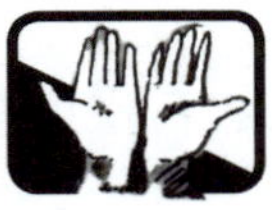	Führen Sie nach Abschluss der Handlung eine korrekte Händedesinfektion durch.	Eine Übertragung und Verbreitung von Mikroorganismen wird verhindert.	☐ richtig ☐ falsch ☐ nicht ausgeführt
Beobachtungen und Pflegeintervention dokumentieren	Halten Sie die Pflegeintervention und Ihre Beobachtungen in der Pflegedokumentation fest.	Die Pflegekontinuität wird sichergestellt.	☐ richtig ☐ falsch ☐ nicht ausgeführt

Notizen

3.8 Halbhoher Transfer vom Rollstuhl ins Bett

Arbeitsauftrag

Training

Führen Sie den Handlungsablauf *Halbhoher Transfer vom Rollstuhl ins Bett* durch.

Auftrag

1. Organisieren Sie sich in der Gruppe und weisen Sie folgende Rollen zu:
   - 1 Pflegefachperson
   - 1 Patientin/Patient
   - 1 Beobachterin/Beobachter
2. Führen Sie das Training gemäss Handlungsablauf durch.
3. Dokumentieren Sie Ihre Beobachtungen.
4. Reflektieren Sie die Simulation und geben Sie Feedback anhand folgender Fragen:

   Pflegefachperson
   - Was ist mir gelungen? Wo fühlte ich mich sicher?
   - Wo traten Schwierigkeiten oder Unsicherheiten auf?
   - Welche Erkenntnisse ziehe ich daraus?

   Patientin/Patient
   - Wie wurde ich in die Handlung einbezogen?
   - Wurde ich kompetent informiert?
   - Wie habe ich die Pflegefachperson erlebt?
   - Wurde meine Intimsphäre geschützt?
   - Waren die Bewegungsimpulse klar?
   - Wurden meine Fragen zufriedenstellend beantwortet?

   Beobachterin/Beobachter
   - Wurde das Material vollständig und korrekt vorbereitet?
   - War das Vorgehen gemäss dem Handlungsablauf korrekt?
   - Wurden die Prinzipien der Asepsis und Antisepsis eingehalten?
   - Hatte die Patientin/der Patient Gelegenheit, Fragen zu stellen oder Unsicherheiten zu äussern?
   - Wurde die Patientin/der Patient laufend informiert?
5. Wechseln Sie die Rollen, bis jede Person alle Rollen eingenommen hat.

Sozialform

Gruppenarbeit

Zeit

20 Minuten

Handlungsablauf

HANDLUNGSSCHRITT	BESCHREIBUNG	BEGRÜNDUNG	BEOBACHTUNGEN
Vorbereitung			
Pflegedokumentation prüfen	Informieren Sie sich in der Pflegedokumentation über die Verordnung und den Zustand der Patientin/des Patienten. Sind spezielle Hinweise zur Positionierung der Patientin/des Patienten zu beachten? Ist ein Plan des interdisziplinären Teams bezüglich des Positionswechsels vorhanden?	Sie verhindern so, dass notwendiges Material fehlt, setzen Ressourcen optimal ein und vermeiden Komplikationen. Kolleginnen und Kollegen, welche die Patientin/den Patienten früher betreut haben, sind oft die beste Informationsquelle.	☐ richtig ☐ falsch ☐ nicht ausgeführt
Hände desinfizieren 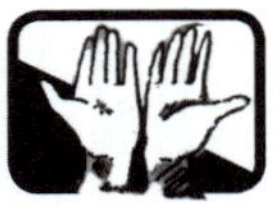	Führen Sie nach Abschluss der Handlung eine korrekte Händedesinfektion durch.	Eine Übertragung und Verbreitung von Mikroorganismen wird verhindert.	☐ richtig ☐ falsch ☐ nicht ausgeführt
Präsenzlicht einschalten	Schalten Sie das Präsenzlicht ein.	Das Präsenzlicht markiert im Flur die Anwesenheit einer Pflegefachperson im Zimmer der Patientin/des Patienten. Sie haben so die Möglichkeit, bei einem Notfall Alarm auszulösen.	☐ richtig ☐ falsch ☐ nicht ausgeführt
Arbeitsplatz einrichten	Schliessen Sie je nach Bedarf alle Fenster und Türen. Schicken Sie je nach Ermessen Besucherinnen/Besucher aus dem Zimmer und/oder installieren Sie einen Sichtschutz.	Zugluft wird vermieden. Die Privatsphäre der Patientin/des Patienten wird gewahrt.	☐ richtig ☐ falsch ☐ nicht ausgeführt
Hände desinfizieren 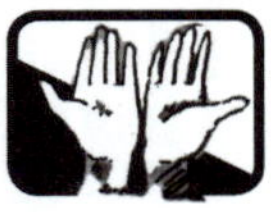	Führen Sie vor dem Kontakt mit der Patientin/dem Patienten eine korrekte Händedesinfektion durch.	Eine Übertragung und Verbreitung von Mikroorganismen wird verhindert.	☐ richtig ☐ falsch ☐ nicht ausgeführt

HANDLUNGSSCHRITT	BESCHREIBUNG	BEGRÜNDUNG	BEOBACHTUNGEN
Vorbereitung			
Patientin/Patienten vorbereiten	Begrüssen Sie die Patientin/den Patienten und stellen Sie sich, falls noch nicht geschehen, mit Namen und Funktion vor. Fragen Sie die Patientin/den Patienten nach ihrem/seinem Befinden. Erklären Sie den Anlass und die Dauer der bevorstehenden Pflegehandlung. Holen Sie das Einverständnis der Patientin/des Patienten ein. Fragen Sie nach Wünschen.	Bei Übelkeit, Schmerzen, Unwohlsein sollte der Ablauf angepasst oder entsprechend vorbereitet werden. Die Patientin/Der Patient weiss stets, welche Massnahmen an ihr/ihm vorgesehen sind. Eine korrekte und verständliche Information fördert die Akzeptanz und das Vertrauen der Patientin/des Patienten. Sie/Er fühlt sich respektiert.	☐ richtig ☐ falsch ☐ nicht ausgeführt
Vitalzeichen prüfen	Prüfen Sie, wenn nötig, die Vitalzeichen und dokumentieren Sie diese. Reagieren Sie bei veränderten Werten.	Die Vitalzeichen sind wichtige Parameter, um den Allgemeinzustand zu erfassen.	☐ richtig ☐ falsch ☐ nicht ausgeführt
Material vorbereiten	Legen Sie das Material bereit: – ein Frottiertuch – evtl. gute, rutschfeste Schuhe	Effiziente Arbeitsbedingungen werden geschaffen. Das Frottiertuch dient als Bettschutz und wird auf die untere Betthälfte gelegt. Verfügt die Patientin/der Patient über rutschfeste Schuhe, sind diese aus Sicherheitsgründen anzuziehen.	☐ richtig ☐ falsch ☐ nicht ausgeführt
Patientin/Patienten richtig positionieren	Positionieren Sie den Rollstuhl mit der Patientin/dem Patienten neben dem Kopf- oder Fussteil des Bettes. Ziehen Sie die Bremsen am Rollstuhl an. Entfernen Sie beim Rollstuhl die Armlehne, die näher beim Bett ist, und beide Fussrasten. Legen Sie das Frottiertuch auf die untere Betthälfte. Kontrollieren Sie, ob die Betthöhe für den Transfer korrekt ist.	Dies ermöglicht einen kurzen Transferweg. Gut funktionierende Bremsen sind Voraussetzung für einen sicheren Transfer. Eine Abnahme der Seitenlehnen verringert die Stolpergefahr. Werden die Schuhe im Bett ausgezogen, so dient das Frottiertuch als Bettschutz.	☐ richtig ☐ falsch ☐ nicht ausgeführt

HANDLUNGSSCHRITT	BESCHREIBUNG	BEGRÜNDUNG	BEOBACHTUNGEN
Durchführung			
Grundposition einnehmen 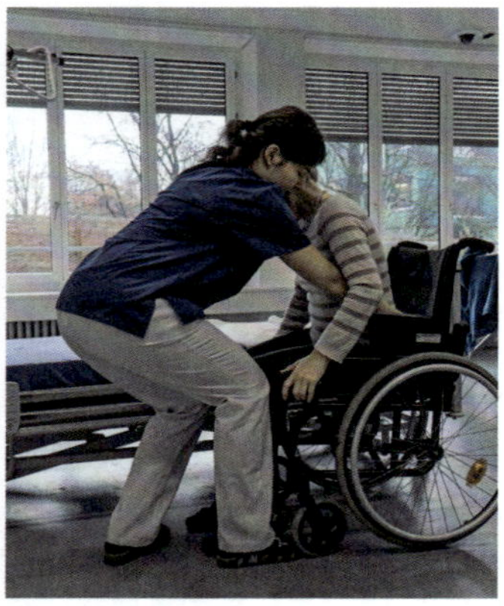 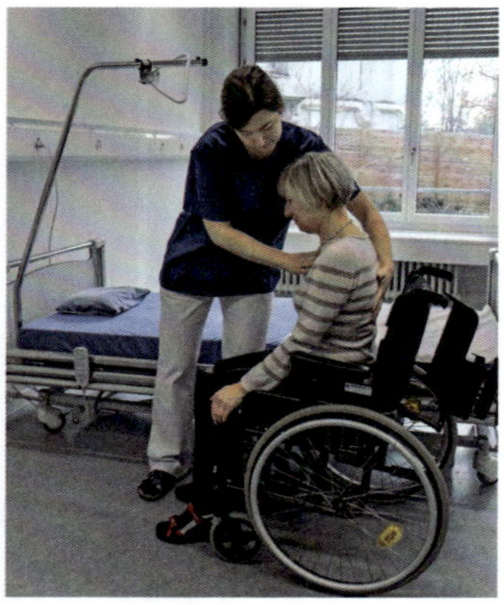	Achten Sie auf eine aufrechte Körperhaltung der Patientin/des Patienten. Rutschen Sie die Patientin/den Patienten im Rollstuhl mit dem Schinkengang nach vorne, sodass beide Füsse flach am Boden stehen. Stellen Sie beide Füsse der Patientin/des Patienten hüftbreit voneinander entfernt. Positionieren Sie den dem Bett näheren Fuss der Patientin/des Patienten in leichter Schrittstellung etwas vor dem anderen Fuss.	Das Nachvornerutschen braucht Rumpfstabilität. Mit der Transfertechnik Schinkengang oder Sitzbeinhöckergehen kann Scherkräften entgegengewirkt werden. Die Stabilität und die Flexibilität bei der Patientin/dem Patienten und der Pflegefachperson für die folgende Rotation sind so sichergestellt. Dies verhindert bei der Drehung im Stehen ein Überkreuzen der Beine und gibt Stabilität.	□ richtig □ falsch □ nicht ausgeführt
Position für den Transfer einnehmen	Stellen Sie sich frontal und in leichter Schrittstellung der Patientin/dem Patienten gegenüber. Platzieren Sie Ihr dem Bett entfernteres Bein zwischen die Knie der Patientin/des Patienten. Halten Sie dabei die Knie geschlossen und stützen Sie so das Bein der Patientin/des Patienten in Höhe Knie oder Schienbein. Fassen Sie die Patientin/den Patienten mit der bettentfernteren Hand auf der Höhe des Schulterblattes und mit der anderen Hand am Becken.	Diese Positionierung verhindert ein Durchrutschen des Knies der Patientin/des Patienten bei unstabilem Stehvermögen. Mit der einen Hand am Schulterblatt und der anderen am Becken können Sie die Bewegung klar initiieren und dosieren, sofern dies nötig ist.	□ richtig □ falsch □ nicht ausgeführt

HANDLUNGSSCHRITT	BESCHREIBUNG	BEGRÜNDUNG	BEOBACHTUNGEN
Durchführung			
		Die Handposition links oder rechts kann je nach dominierender Hand der Pflegefachperson variieren. Die Positionierung der Hände am Patienten bleibt gleich.	☐ richtig ☐ falsch ☐ nicht ausgeführt
	Die Patientin/der Patient umfasst Sie mit einer Hand am oberen Teil (Brustkorb) und mit der anderen Hand am unteren Teil (Becken).	Eine Positionierung der Hände der Patientin/des Patienten in Nackenhöhe ist nicht erlaubt, da bei Unsicherheit der Patientin/des Patienten das ganze Gewicht der Patientin/des Patienten den Nacken der Pflegefachperson belasten kann.	
Transferbewegung vornehmen 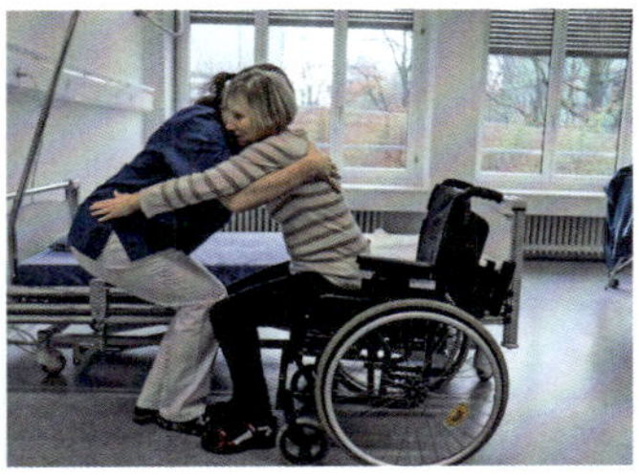	Bringen Sie den Oberkörper der Patientin/des Patienten in Vorlage, bis das Gesäss minimal vom Sitz abhebt. Geben Sie mit einem deutlichen Körperkontakt und einer Anweisung an die Patientin/den Patienten den Bewegungsimpuls zur Transferbewegung.	Das Gewicht des Oberkörpers der Patientin/des Patienten wird langsam nach vorne und leicht nach oben verlagert. Die Seitwärtsbewegung wird eingeleitet, wenn die Patientin/der Patient Gewicht übernimmt.	☐ richtig ☐ falsch ☐ nicht ausgeführt
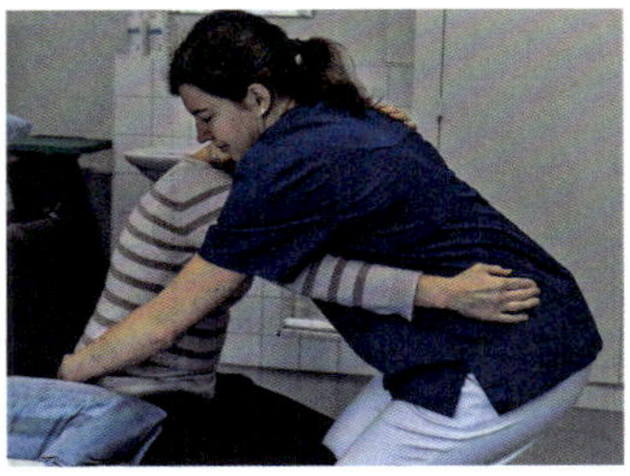	Führen Sie nun gemeinsam und langsam die Transferbewegung in Richtung Bett aus. Verlagern Sie während dieser Aktion das Gewicht Ihres Körpers nach hinten (keine Rücklage!) sowie von einem Fuss auf den anderen und drehen Sie sich leicht spiralartig nach oben.	Wichtig: Um einen physiologischen Bewegungsablauf zu gewährleisten, muss beim Patienten/der Patientin das Gewicht des Oberkörpers über die Beine nach vorne gebracht werden, bis sich das Gesäss von der Sitzfläche hebt. Die Pflegefachperson muss in die Knie gehen, damit eine Gewichtsverlagerung ermöglicht wird.	
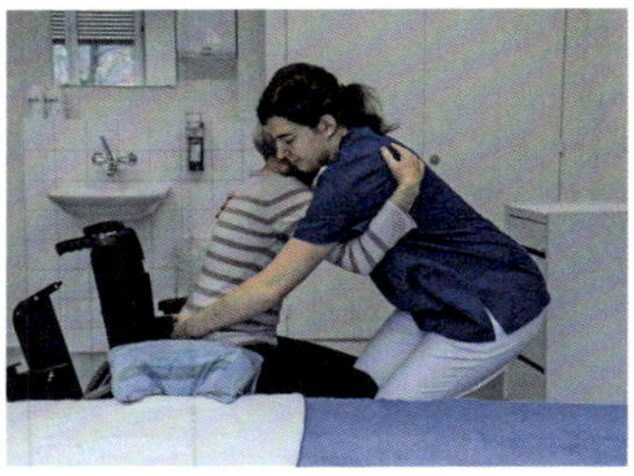	Transferieren Sie mit einer tiefen Drehbewegung zur Sitzfläche. Positionieren Sie das Gesäss der Patientin/des Patienten über dem Bett und setzen Sie sie/ihn sanft ab.	Die Bewegung wird über die Hand am Schulterblatt und am Gesäss gesteuert und dosiert.	

HANDLUNGSSCHRITT	BESCHREIBUNG	BEGRÜNDUNG	BEOBACHTUNGEN
Durchführung			
Sitzposition	Positionieren Sie die Patientin/den Patienten auf dem Bett. Stellen Sie dabei sicher, dass die Patientin/der Patient ausreichend auf der Bettfläche aufsitzt. Positionieren Sie sich vor der Patientin/dem Patienten, um ein Abrutschen zu verhindern. Legen Sie eine Hand zwischen die Schulterblätter, um den Oberkörper zu stabilisieren. Legen Sie die andere Hand an den Gesässmuskel, dies gibt einen Impuls zum Anheben des Beckens durch Verkürzung des Rumpfes. So führen Sie die Patientin/den Patienten nach hinten. Wiederholen Sie wechselseitig den Vorgang, bis die Patientin/der Patient ausreichend auf dem Bett sitzt.	Das ist nur nötig, wenn nach dem Transfer keine ausreichende Positionierung der Patientin/des Patienten auf der Sitzfläche möglich war. Das Nachhintenrutschen braucht Rumpfstabilität. Mit der Transfertechnik Schinkengang oder Sitzbeinhöckergehen kann Scherkräften entgegengewirkt werden.	☐ richtig ☐ falsch ☐ nicht ausgeführt
Ablegen der Patientin/des Patienten im Bett über die Seite 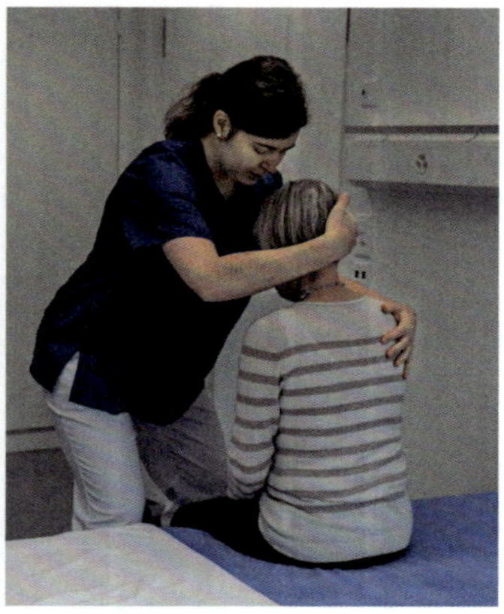	Positionieren Sie sich vor der Patientin/dem Patienten. Führen Sie die dem Fussteil nähere Hand zum Hinterkopf der Patientin/des Patienten. Die andere Hand wird am Schulterblatt positioniert. Fordern Sie die Patientin/den Patienten auf, sich mit ihrer/seiner Hand in Richtung Kopfteil abzustützen und das seitliche Ablegen so weit wie möglich selbst zu übernehmen. Unterstützen Sie gegebenenfalls das Ablegen der Beine im Bett. Bringen Sie die Patientin/den Patienten mit einer geeigneten Technik (z.B. «Bridging») in die gewünschte Position im Bett.	Die Hand am Hinterkopf der Patientin/des Patienten kann bei ggf. verminderter Kopfstabilität die Lage des Kopfes stabilisieren. Diese gewährleistet, dass die Patientin/der Patient auf der Schulterblattfläche und nicht auf der Schulter zu liegen kommt. Bieten Sie nur so viel Unterstützung wie nötig, um die eigenen Ressourcen der Patientin/des Patienten zu fördern.	☐ richtig ☐ falsch ☐ nicht ausgeführt

HANDLUNGSSCHRITT	BESCHREIBUNG	BEGRÜNDUNG	BEOBACHTUNGEN
Nachbereitung			
Pflegeintervention abschliessen	Versichern Sie sich, dass die Patientin/der Patient Ihre Anweisungen verstanden hat. Fragen Sie nach, ob sie/er zufrieden ist, und klären Sie, ob weitere Fragen oder Unsicherheiten bestehen. Stellen Sie sicher, dass die Patientin/der Patient gut gelagert ist, und stellen Sie das Bett wieder in die Ausgangsposition zurück.		☐ richtig ☐ falsch ☐ nicht ausgeführt
Hände desinfizieren 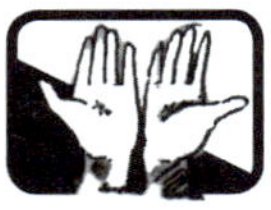	Führen Sie nach Abschluss der Pflegeintervention eine korrekte Händedesinfektion durch.	Eine Übertragung und Verbreitung von Mikroorganismen wird verhindert.	☐ richtig ☐ falsch ☐ nicht ausgeführt
Präsenzlicht ausschalten	Versichern Sie sich, dass die Glocke für die Patientin/den Patienten in Griffnähe ist, und schalten Sie das Präsenzlicht aus.	Falls Hilfe benötigt wird, kann die Patientin/der Patient eine Pflegefachperson rufen. Mit dem Ausschalten des Präsenzlichts wird ein Fehlalarm vermieden.	☐ richtig ☐ falsch ☐ nicht ausgeführt
Hände desinfizieren 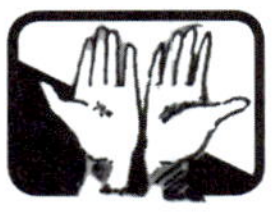	Führen Sie nach Abschluss der Handlung eine korrekte Händedesinfektion durch.	Eine Übertragung und Verbreitung von Mikroorganismen wird verhindert.	☐ richtig ☐ falsch ☐ nicht ausgeführt
Beobachtungen und Pflegeintervention dokumentieren	Halten Sie die Pflegeintervention und Ihre Beobachtungen in der Pflegedokumentation fest.	Die Pflegekontinuität wird sichergestellt.	☐ richtig ☐ falsch ☐ nicht ausgeführt

3.9 Hoher Transfer

Arbeitsauftrag

Training

Führen Sie den Handlungsablauf *Hoher Transfer vom Bett in den Rollstuhl* durch.

Auftrag

1. Organisieren Sie sich in der Gruppe und weisen Sie folgende Rollen zu:
   - 1 Pflegefachperson
   - 1 Patientin/Patient
   - 1 Beobachterin/Beobachter
2. Führen Sie das Training gemäss Handlungsablauf durch.
3. Dokumentieren Sie Ihre Beobachtungen.
4. Reflektieren Sie die Simulation und geben Sie Feedback anhand folgender Fragen:

   Pflegefachperson
   - Was ist mir gelungen? Wo fühlte ich mich sicher?
   - Wo traten Schwierigkeiten oder Unsicherheiten auf?
   - Welche Erkenntnisse ziehe ich daraus?

   Patientin/Patient
   - Wie wurde ich in die Handlung einbezogen?
   - Wurde ich kompetent informiert?
   - Wie habe ich die Pflegefachperson erlebt?
   - Wurde meine Intimsphäre geschützt?
   - Waren die Bewegungsimpulse klar?
   - Wurden meine Fragen zufriedenstellend beantwortet?

   Beobachterin/Beobachter
   - Wurde das Material vollständig und korrekt vorbereitet?
   - War das Vorgehen gemäss dem Handlungsablauf korrekt?
   - Wurden die Prinzipien der Asepsis und Antisepsis eingehalten?
   - Hatte die Patientin/der Patient Gelegenheit, Fragen zu stellen oder Unsicherheiten zu äussern?
   - Wurde die Patientin/der Patient laufend informiert?
5. Wechseln Sie die Rollen, bis jede Person alle Rollen eingenommen hat.

Sozialform

Gruppenarbeit

Zeit

20 Minuten

Handlungsablauf

HANDLUNGSSCHRITT	BESCHREIBUNG	BEGRÜNDUNG	BEOBACHTUNGEN
Vorbereitung			
Pflegedokumentation prüfen	Informieren Sie sich in der Pflegedokumentation über die Verordnung und den Zustand der Patientin/des Patienten. Sind spezielle Hinweise zur Positionierung der Patientin/des Patienten zu beachten? Ist ein Plan des interdisziplinären Teams bezüglich des Positionswechsels vorhanden?	Sie verhindern so, dass notwendiges Material fehlt, setzen Ressourcen optimal ein und vermeiden Komplikationen. Kolleginnen und Kollegen, welche die Patientin/den Patienten früher betreut haben, sind die beste Informationsquelle.	☐ richtig ☐ falsch ☐ nicht ausgeführt
Voraussetzungen für den hohen Transfer prüfen	Stellen Sie sicher, dass folgende Voraussetzungen für den hohen Transfer gegeben sind: – Gewährleistung der Rumpfstabilität – hohes Mass an Gleichgewicht – volle Belastbarkeit der Beine – stabiler Kreislauf – Fähigkeit, einzelne Schritte zu gehen		☐ richtig ☐ falsch ☐ nicht ausgeführt
Hände desinfizieren 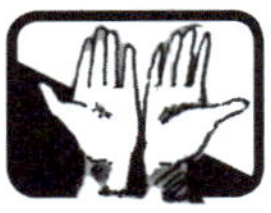	Führen Sie nach Abschluss der Handlung eine korrekte Händedesinfektion durch.	Eine Übertragung und Verbreitung von Mikroorganismen wird verhindert.	☐ richtig ☐ falsch ☐ nicht ausgeführt
Präsenzlicht einschalten	Schalten Sie das Präsenzlicht ein.	Das Präsenzlicht markiert im Flur die Anwesenheit einer Pflegefachperson im Zimmer der Patientin/des Patienten. Sie haben so die Möglichkeit, bei einem Notfall Alarm auszulösen.	☐ richtig ☐ falsch ☐ nicht ausgeführt
Arbeitsplatz einrichten	Schliessen Sie je nach Bedarf alle Fenster und Türen. Schicken Sie je nach Ermessen Besucherinnen/Besucher aus dem Zimmer und/oder installieren Sie einen Sichtschutz.	Zugluft wird vermieden. Die Privatsphäre der Patientin/des Patienten wird gewahrt.	☐ richtig ☐ falsch ☐ nicht ausgeführt

HANDLUNGSSCHRITT	BESCHREIBUNG	BEGRÜNDUNG	BEOBACHTUNGEN
Vorbereitung			
Hände desinfizieren 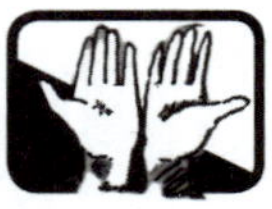	Führen Sie vor dem Kontakt mit der Patientin/dem Patienten eine korrekte Händedesinfektion durch.	Eine Übertragung und Verbreitung von Mikroorganismen wird verhindert.	☐ richtig ☐ falsch ☐ nicht ausgeführt
Patientin/Patienten vorbereiten	Begrüssen Sie die Patientin/den Patienten und stellen Sie sich, falls noch nicht geschehen, mit Namen und Funktion vor. Fragen Sie die Patientin/den Patienten nach ihrem/seinem Befinden. Erklären Sie den Anlass und die Dauer der bevorstehenden Pflegehandlung. Holen Sie das Einverständnis der Patientin/des Patienten ein. Fragen Sie nach Wünschen.	Bei Übelkeit, Schmerzen, Unwohlsein sollte der Ablauf angepasst oder entsprechend vorbereitet werden. Die Patientin/Der Patient weiss stets, welche Massnahmen an ihr/ihm vorgesehen sind. Eine korrekte und verständliche Information fördert die Akzeptanz und das Vertrauen der Patientin/des Patienten. Sie/Er fühlt sich respektiert.	☐ richtig ☐ falsch ☐ nicht ausgeführt
Rückenschonend arbeiten	Stellen Sie das Bett in eine rückenschonende Position. Sorgen Sie für ausreichende Beleuchtung.	Rückenschäden werden vermieden. Effiziente Arbeitsbedingungen werden geschaffen.	☐ richtig ☐ falsch ☐ nicht ausgeführt
Vitalzeichen prüfen	Prüfen Sie, wenn nötig, die Vitalzeichen und dokumentieren Sie diese. Reagieren Sie bei veränderten Werten	Die Vitalzeichen sind wichtige Parameter, um den Allgemeinzustand zu erfassen. Achten Sie insbesondere auf eine instabile Kreislaufsituation.	☐ richtig ☐ falsch ☐ nicht ausgeführt

HANDLUNGSSCHRITT	BESCHREIBUNG	BEGRÜNDUNG	BEOBACHTUNGEN
Vorbereitung			
Material vorbereiten	Legen Sie das Material bereit: – ein Frottiertuch als Bettschutz – gute, rutschfeste Schuhe – Rollstuhl mit funktionierenden Bremsen	Effiziente Arbeitsbedingungen werden geschaffen.	☐ richtig ☐ falsch ☐ nicht ausgeführt
	Positionieren Sie den Rollstuhl mit dem Patienten/der Patientin neben das Kopf- oder Fussteil des Bettes.	Dies ermöglicht einen kurzen Transferweg.	
	Ziehen Sie die Bremsen am Rollstuhl an.	Gut funktionierende Bremsen sind Voraussetzung für einen sicheren Transfer.	
	Entfernen Sie beim Rollstuhl die Armlehne, die näher beim Bett ist, und beide Fussrasten.	Eine Abnahme der Seitenlehnen verringert die Stolpergefahr.	
	Legen Sie das Frottiertuch auf die untere Betthälfte	Werden die Schuhe im Bett angezogen, so dient das Frottiertuch als Bettschutz.	
Durchführung			
Lagerungsmaterial entfernen	Nehmen Sie die Bettdecke und möglichst auch alle Lagerungshilfsmittel vom Bett. Nur das Kopfkissen bleibt unter dem Kopf des Patienten.	Die Patientin/der Patient soll während der Mobilisation über möglichst viel Bewegungsfreiheit verfügen. So kann er den eigenen Körper und den Bewegungsablauf besser wahrnehmen.	☐ richtig ☐ falsch ☐ nicht ausgeführt
Grundposition einnehmen	Bringen Sie die Patientin/den Patienten in Rückenlage. (Ziehen Sie der Patientin/dem Patienten gegebenenfalls rutschfeste Schuhe an).	Die Schuhe sollten im Bett angezogen werden, wenn die Patientin/der Patient keine ausreichende Rumpfstabilität zum freien Sitzen aufweist. Flache, rutschfeste Schuhe sind empfehlenswert.	☐ richtig ☐ falsch ☐ nicht ausgeführt

HANDLUNGSSCHRITT	BESCHREIBUNG	BEGRÜNDUNG	BEOBACHTUNGEN
Durchführung			
Drehung des Körpers vorbereiten	Bitten Sie die Patientin/den Patienten, den Kopf in Bewegungsrichtung zu drehen. Legen Sie die Arme der Patientin/des Patienten in Bewegungsrichtung. Bringen Sie den bei Ihnen näher liegenden Arm in eine Abduktionsstellung. Den gegenüberliegenden Arm legen Sie in Bewegungsrichtung über den Brustkorb in Richtung Bettrand. Bitten Sie die Patientin/den Patienten, beide Beine anzuwinkeln (unterstützen Sie gegebenenfalls die Bewegung).	Dies dient dazu, die Seitenlage vorzubereiten: Die Patientin/der Patient kann sich so besser orientieren, in welche Richtung die Bewegungen gehen sollen. Planen Sie die Bewegungsanleitung so, dass der Patient die Beine oder Arme mit eigener Muskelkraft anwinkeln kann.	□ richtig □ falsch □ nicht ausgeführt
Körper auf die Seite drehen 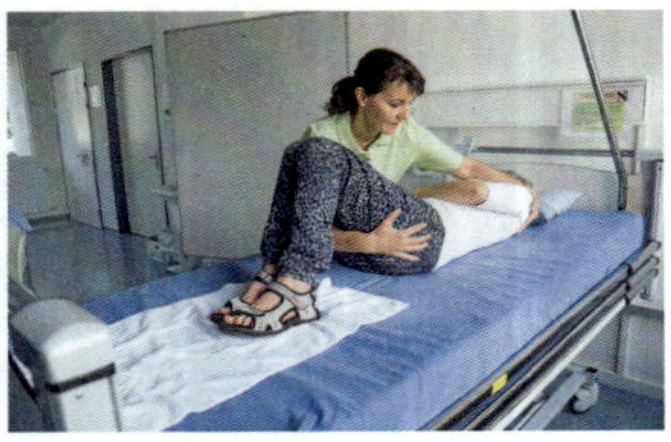 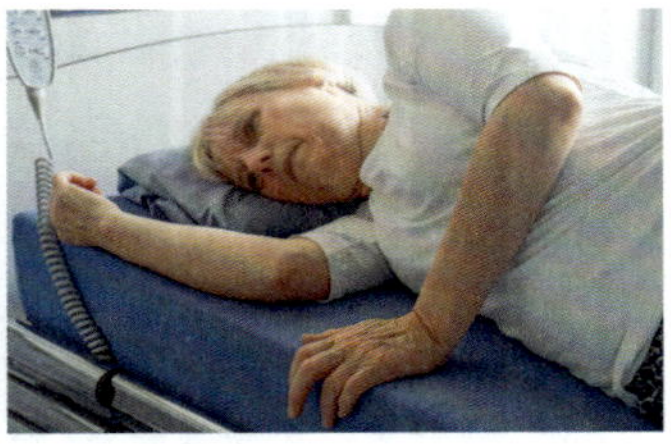	Unterstützen Sie gegebenenfalls die Drehung auf die Seite, indem Sie mit der einen Hand an der Schulter und mit der anderen Hand unter den Knien der angewinkelten Beine ans Becken greifen. Bitten Sie die Patientin/den Patienten, beim Drehen den Kopf anzuheben. Bewegen Sie die Patientin/den Patienten spiralig auf die Seite. Bitten Sie die Patientin/den Patienten, sich mit der oben liegenden Hand auf der Matratze abzustützen.	Mit einer Verlagerung des Gewichts auf die Fusssohlen (angewinkelte Beine) kann das Becken von der Patientin/dem Patienten selbst auf die Seite gestossen oder gedreht werden. Leiten Sie gemäss den Grundregeln der Kinästhetik an.	□ richtig □ falsch □ nicht ausgeführt

HANDLUNGSSCHRITT	BESCHREIBUNG	BEGRÜNDUNG	BEOBACHTUNGEN
Durchführung			
Körper in Sitzposition bringen 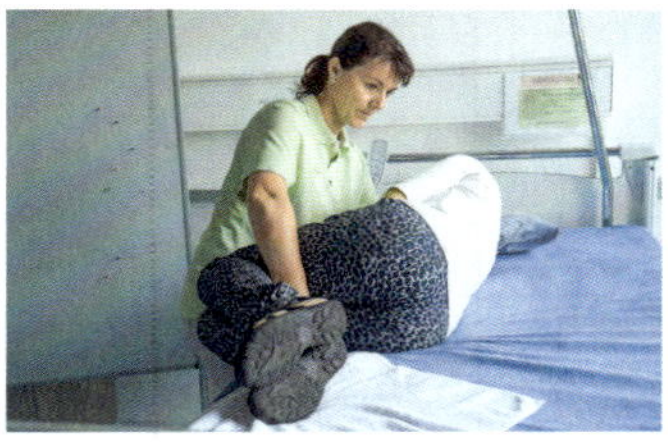	Führen Sie Ihre Hand unter dem Kopf der Patientin/des Patienten durch, bis die Hand zwischen den Schulterblättern zu liegen kommt. Fassen Sie mit der anderen Hand die Beine, um diese über den Bettrand zu bewegen. Anschliessend legen Sie die Hand aufs Becken und unterstützen das Aufsitzen durch einen leichten Zug am Becken. Bitten Sie die Patientin/den Patienten, beim Drehen den Kopf anzuheben, sich mit dem Arm, der über den Brustkorb gelegt war, an der Matratze abzustossen und sich (wenn möglich) mit dem anderen Arm im Bett abzustützen.	Der Unterarm kann so, falls nötig, die Kopfstabilität unterstützen. Bei einer Patientin/einem Patienten mit einer guten Rumpfstabilität stellen Sie das Bett vor dem Aufrichten in die Sitzposition nach unten, um den Boden-Fuss-Kontakt zu ermöglichen und die sitzende Position zu stabilisieren. Damit kann die Patientin/der Patient die Bewegung aktiv unterstützen, und die Eigenaktivität wird gefördert. Beobachten Sie die Patientin/den Patienten während der Durchführung intensiv, um auf Kreislauf- oder Bewusstseinsveränderungen frühzeitig reagieren zu können.	☐ richtig ☐ falsch ☐ nicht ausgeführt
Sitzposition stabilisieren 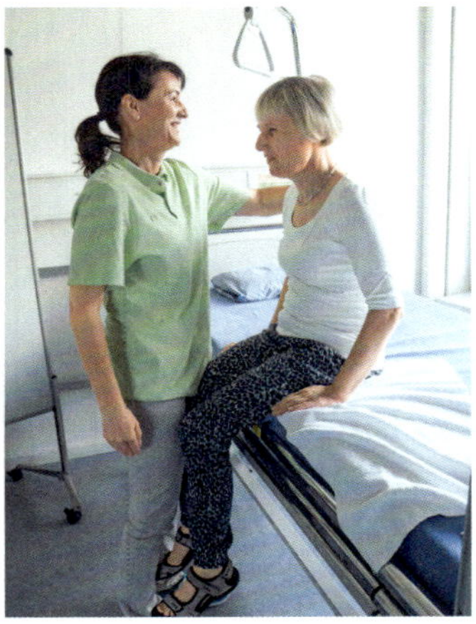	Stabilisieren Sie die Patientin/den Patienten in der sitzenden Position, indem Sie vor den Beinen stehen und mit einer Hand im Bereich der Wirbelsäule Halt geben. Passen Sie die Betthöhe an. Stellen Sie sicher, dass die Füsse Bodenkontakt haben. Variante zur Sicherung der sitzenden Position: Geben Sie mit Ihrer flachen Hand am Schulterblatt der Patientin/des Patienten nur kleine Impulse, damit die Patientin/der Patient selbst das Gleichgewicht finden kann. Beobachten Sie die Patientin/den Patienten während der Durchführung intensiv, um auf Kreislauf- oder Bewusstseinsveränderungen frühzeitig reagieren zu können.	Sie können dadurch Unwohlsein oder die Gefahr eines Kreislaufkollapses frühzeitig erkennen und darauf reagieren. Mögliche Anzeichen für Bewusstseinsveränderungen sind: – Schwindel (z.B. Schwarzwerden vor den Augen) – Übelkeit – Blässe – kalter Schweiss – Tachykardie	☐ richtig ☐ falsch ☐ nicht ausgeführt

HANDLUNGSSCHRITT	BESCHREIBUNG	BEGRÜNDUNG	BEOBACHTUNGEN
Durchführung			
Grundposition der Patientin/des Patienten überprüfen	Kontrollieren Sie, sobald die Patientin/der Patient am Bettrand sitzt, ob die Füsse vollständig am Boden, hüftbreit und die Zehen unter den Knien positioniert sind. Der dem Rollstuhl nähere Fuss der Patientin/des Patienten steht in leichter Schrittstellung etwas vor dem anderen Fuss.	Stabilität und Flexibilität bei Patientin/Patient und Pflegefachperson für die folgende Rotation sind so sichergestellt. Dies verhindert bei der Drehung im Stehen ein Überkreuzen der Beine (Stabilität).	☐ richtig ☐ falsch ☐ nicht ausgeführt
Position für den Transfer einnehmen 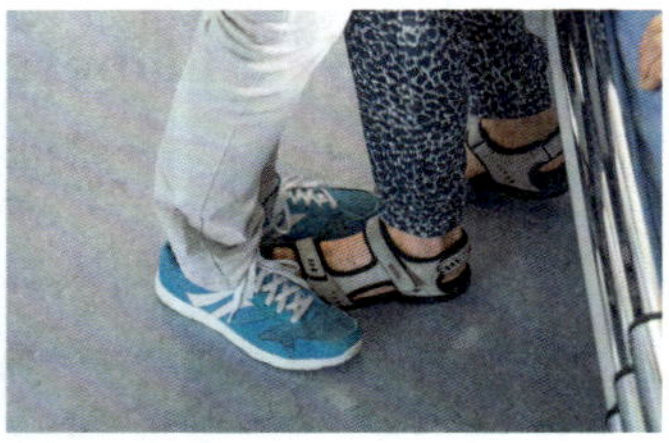 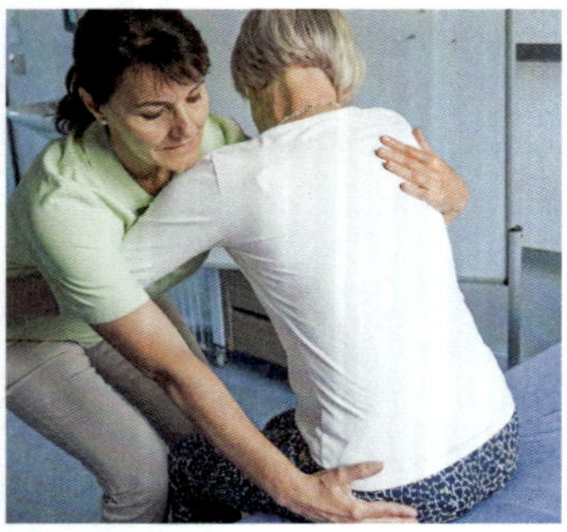	Stellen Sie sich frontal und in leichter Schrittstellung der Patientin/dem Patienten gegenüber, positionieren Sie Ihr vom Stuhl weiter entferntes Bein zwischen den Knien der Patientin/des Patienten. Stabilisieren Sie das zu unterstützende Knie (das Knie näher beim Rollstuhl) der Patientin/des Patienten zwischen Ihren Knien. Fassen Sie die Patientin/den Patienten mit der vom Stuhl weiter entfernten Hand auf der Höhe des Schulterblatts und mit der anderen Hand am Becken. Die Patientin/der Patient umfasst Sie mit einer Hand am oberen Teil und mit der anderen am unteren Teil Ihres Rückens.	Diese Positionierung verhindert ein Durchrutschen des Knies der Patientin/des Patienten bei unstabilem Stehvermögen. Je nach Grösse der Pflegefachperson bzw. der Patientin/des Patienten erfolgt die Unterstützung am Knie oder Schienbein. Mit der einen Hand am Schulterblatt und der anderen am Becken können Sie die Bewegungsanleitung klar initiieren und dosieren, sofern dies nötig ist. Die Handposition links/rechts kann je nach dominierender Hand der Pflegefachperson variieren. Die Positionierung der Hände an der Patientin/dem Patienten (Becken, Schulter) bleibt gleich. Beobachten Sie die Patientin/den Patienten während der Durchführung intensiv, um auf Kreislauf- oder Bewusstseinsveränderungen frühzeitig reagieren zu können.	☐ richtig ☐ falsch ☐ nicht ausgeführt
Gewicht nach hinten verlagern	Unterstützen Sie mithilfe einer von Ihnen ausgelösten Gewichtsverlagerung nach hinten die Patientin/den Patienten beim Aufstehen.		☐ richtig ☐ falsch ☐ nicht ausgeführt

HANDLUNGSSCHRITT	BESCHREIBUNG	BEGRÜNDUNG	BEOBACHTUNGEN
Durchführung			
Gewicht auf ein Bein verlagern	Bitten Sie die Patientin/den Patienten, das Gewicht im Wechsel von einem Bein auf das andere zu verlagern, sodass sie/er jeweils mit dem anderen Bein einen kleinen Schritt mit Drehung ausführen kann. Unterstützen Sie mit dem eigenen Fuss die Drehung des stuhlnäheren Beins.		☐ richtig ☐ falsch ☐ nicht ausgeführt
Sitzposition einnehmen lassen	Lassen Sie die Patientin/den Patienten eine angenehme Position einnehmen. Dies bedeutet: Die Füsse haben Bodenkontakt, die Patientin/der Patient kann das Gewicht auf die ganze Sitzfläche abgeben und den Rücken anlehnen. Wenn die Beine der Patientin/des Patienten für den Bodenkontakt zu kurz sind, bringen Sie Fussrasten am Rollstuhl an und bitten Sie die Patientin/den Patienten, die Füsse darauf zu stellen.	Eventuell muss die Patientin/der Patient im Stuhl nach hinten rutschen. Dies kann mittels leichter, wechselseitiger Gewichtsverlagerungen (Schinkengang) unterstützt werden.	☐ richtig ☐ falsch ☐ nicht ausgeführt
Nachbereitung			
Pflegeintervention abschliessen	Bringen Sie die evtl. fehlende Seitenlehne am Rollstuhl wieder an. Versichern Sie sich, dass die Patientin/der Patient Ihre Anweisungen verstanden hat. Fragen Sie nach, ob sie/er zufrieden ist, und klären Sie, ob weitere Fragen oder Unsicherheiten bestehen. Stellen Sie sicher, dass die Patientin/der Patient gut im Rollstuhl positioniert ist, und stellen Sie das Bett wieder in die Ausgangsposition zurück.	Die Fussrasten werden entsprechend den Fähigkeiten der Patientin/des Patienten montiert oder weggelassen.	☐ richtig ☐ falsch ☐ nicht ausgeführt

HANDLUNGSSCHRITT	BESCHREIBUNG	BEGRÜNDUNG	BEOBACHTUNGEN
Nachbereitung			
Hände desinfizieren 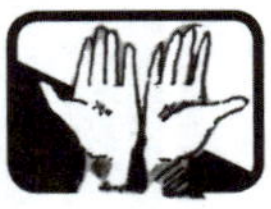	Führen Sie nach Abschluss der Pflegeintervention eine korrekte Händedesinfektion durch.	Eine Übertragung und Verbreitung von Mikroorganismen wird verhindert.	☐ richtig ☐ falsch ☐ nicht ausgeführt
Präsenzlicht ausschalten	Versichern Sie sich, dass die Glocke für die Patientin/den Patienten in Griffnähe ist, und schalten Sie das Präsenzlicht aus.	Falls Hilfe benötigt wird, kann die Patientin/der Patient eine Pflegefachperson rufen. Mit dem Ausschalten des Präsenzlichts wird ein Fehlalarm vermieden.	☐ richtig ☐ falsch ☐ nicht ausgeführt
Hände desinfizieren 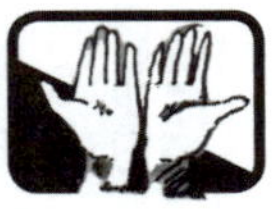	Führen Sie nach Abschluss der Handlung eine korrekte Händedesinfektion durch.	Eine Übertragung und Verbreitung von Mikroorganismen wird verhindert.	☐ richtig ☐ falsch ☐ nicht ausgeführt
Beobachtungen und Pflegeintervention dokumentieren	Halten Sie die Pflegeintervention und Ihre Beobachtungen in der Pflegedokumentation fest.	Die Pflegekontinuität wird sichergestellt.	☐ richtig ☐ falsch ☐ nicht ausgeführt

Notizen

3.10 Medizinische Thromboseprophylaxestrümpfe anmessen/anziehen

Arbeitsauftrag

Training

Führen Sie den Handlungsablauf *Medizinische Thromboseprophylaxestrümpfe anmessen/anziehen* durch.

Auftrag

1. Organisieren Sie sich in der Gruppe und weisen Sie folgende Rollen zu:
   - 1 Pflegefachperson
   - 1 Patientin/Patient
   - 1 Beobachterin/Beobachter
2. Führen Sie das Training gemäss Handlungsablauf durch.
3. Dokumentieren Sie Ihre Beobachtungen.
4. Reflektieren Sie die Simulation und geben Sie Feedback anhand folgender Fragen:
   Pflegefachperson
   - Was ist mir gelungen? Wo fühlte ich mich sicher?
   - Wo traten Schwierigkeiten oder Unsicherheiten auf?
   - Welche Erkenntnisse ziehe ich daraus?

   Patientin/Patient
   - Wie wurde ich in die Handlung einbezogen?
   - Wurde ich kompetent informiert?
   - Wie habe ich die Pflegefachperson erlebt?
   - Wurde meine Intimsphäre geschützt?
   - Waren die Bewegungsimpulse klar?
   - Wurden meine Fragen zufriedenstellend beantwortet?

   Beobachterin/Beobachter
   - Wurde das Material vollständig und korrekt vorbereitet?
   - War das Vorgehen gemäss dem Handlungsablauf korrekt?
   - Wurden die Prinzipien der Asepsis und Antisepsis eingehalten?
   - Hatte die Patientin/der Patient Gelegenheit, Fragen zu stellen oder Unsicherheiten zu äussern?
   - Wurde die Patientin/der Patient laufend informiert?
5. Wechseln Sie die Rollen, bis jede Person alle Rollen eingenommen hat.

Sozialform

Gruppenarbeit

Zeit

20 Minuten

Handlungsablauf

HANDLUNGSSCHRITT	BESCHREIBUNG	BEGRÜNDUNG	BEOBACHTUNGEN
Vorbereitung			
Pflegedokumentation prüfen	Informieren Sie sich in der Pflegedokumentation über die Verordnung und den Zustand der Patientin/des Patienten. Vergewissern Sie sich, dass keine Kontraindikationen für die Thrombosestrümpfe bestehen.	Bei den folgenden Gesundheitsstörungen dürfen keine Medizinischen Thromboseprophylaxestrümpfe (MTS) getragen werden: – arterielle Durchblutungsstörungen – Rechtsherzinsuffizienz – Hauterkrankungen – Beinödeme – allergische Hautreaktionen	☐ richtig ☐ falsch ☐ nicht ausgeführt
Hände desinfizieren 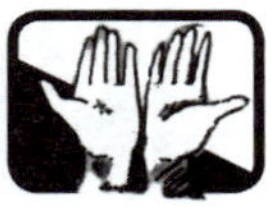	Führen Sie nach Abschluss der Handlung eine korrekte Händedesinfektion durch.	Eine Übertragung und Verbreitung von Mikroorganismen wird verhindert.	☐ richtig ☐ falsch ☐ nicht ausgeführt
Material vorbereiten	Nehmen Sie auf einem Tablett ein Messband, eine Herstellertabelle oder einen Notizblock und Stift mit.	MTS werden für eine optimale Wirkung individuell angemessen.	☐ richtig ☐ falsch ☐ nicht ausgeführt
Präsenzlicht einschalten	Schalten Sie das Präsenzlicht ein.	Das Präsenzlicht markiert im Flur die Anwesenheit einer Pflegefachperson im Zimmer der Patientin/des Patienten. Sie haben so die Möglichkeit, bei einem Notfall Alarm auszulösen.	☐ richtig ☐ falsch ☐ nicht ausgeführt
Arbeitsplatz einrichten	Schliessen Sie je nach Bedarf alle Fenster und Türen. Schicken Sie je nach Ermessen Besucherinnen/Besucher aus dem Zimmer und/oder installieren Sie einen Sichtschutz.	Zugluft wird vermieden. Die Privatsphäre der Patientin/des Patienten wird gewahrt.	☐ richtig ☐ falsch ☐ nicht ausgeführt
Hände desinfizieren 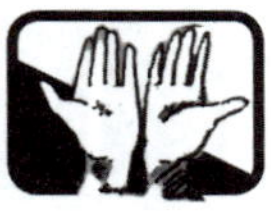	Führen Sie vor dem Kontakt mit der Patientin/dem Patienten eine korrekte Händedesinfektion durch.	Eine Übertragung und Verbreitung von Mikroorganismen wird verhindert.	☐ richtig ☐ falsch ☐ nicht ausgeführt

HANDLUNGSSCHRITT	BESCHREIBUNG	BEGRÜNDUNG	BEOBACHTUNGEN
Vorbereitung			
Patientin/Patienten vorbereiten	Begrüssen Sie die Patientin/den Patienten und stellen Sie sich, falls noch nicht geschehen, mit Namen und Funktion vor. Fragen Sie die Patientin/den Patienten nach ihrem/seinem Befinden. Erklären Sie den Anlass und die Dauer der bevorstehenden Pflegehandlung. Holen Sie das Einverständnis der Patientin/des Patienten ein. Fragen Sie nach Wünschen.	Bei Übelkeit, Schmerzen, Unwohlsein sollte der Ablauf angepasst oder entsprechend vorbereitet werden. Die Patientin/Der Patient weiss stets, welche Massnahmen an ihr/ihm vorgesehen sind. Eine korrekte und verständliche Information fördert die Akzeptanz und das Vertrauen der Patientin/des Patienten. Sie/Er fühlt sich respektiert. Die Beine der Patientin/des Patienten sollen vor dem Anziehen der MTS gut entstaut sein (keine Wasseransammlung im Gewebe vorhanden). Dafür muss die Patientin/der Patient mindestens 30 Minuten mit leicht erhöhten Beinen im Bett liegen. Die Patientin/der Patient muss wissen, dass die Strümpfe 24 Stunden getragen werden sollten.	☐ richtig ☐ falsch ☐ nicht ausgeführt
Rückenschonend arbeiten	Stellen Sie das Bett in eine rückenschonende Position. Sorgen Sie für ausreichende Beleuchtung.	Rückenschäden werden vermieden. Effiziente Arbeitsbedingungen werden geschaffen.	☐ richtig ☐ falsch ☐ nicht ausgeführt

HANDLUNGSSCHRITT	BESCHREIBUNG	BEGRÜNDUNG	BEOBACHTUNGEN
Vorbereitung			
Abmessen der Medizinischen Thromboseprophylaxestrümpfe 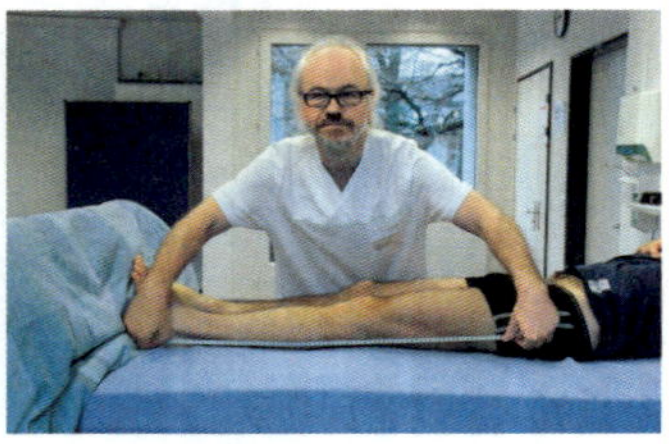	Messen Sie die Beine im Liegen aus. Bringen Sie den Fuss in einen 90°-Winkel zum Bein. Fordern Sie die Patientin/den Patienten auf, die Wadenmuskulatur zu entspannen. Legen Sie das Massband eng an. Messen Sie von unten nach oben die Umfang- und dann die Längenmasse. Befolgen Sie die Vorgaben des Herstellers zur Ermittlung der standardisierten Messpunkte. Vergleichen Sie die Messresultate mit der Herstellertabelle und wählen Sie die entsprechende Strumpfgrösse aus. Holen Sie diese aus dem Lagerschrank.	Die Wirkung der MTS hängt entscheidend von der Passgenauigkeit ab. In der Regel erleichtern farbliche Markierungen am Messband die Auswahl des Strumpfes. Gibt es keine passende Strumpfgrösse, müssen die Beine gewickelt werden.	☐ richtig ☐ falsch ☐ nicht ausgeführt
Durchführung			
Patientin/Patienten während des Anziehens der medizinischen Thromboseprophylaxestrümpfe betreuen	Informieren Sie die Patientin/den Patienten während des Anziehens der MTS über die einzelnen Handlungsschritte.	Informationen geben der Patientin/dem Patienten das Gefühl von Kontrolle und Sicherheit und helfen, Ängste abzubauen. Gutes Beobachten hilft, das Befinden der Patientin/des Patienten einzuschätzen.	☐ richtig ☐ falsch ☐ nicht ausgeführt

HANDLUNGSSCHRITT	BESCHREIBUNG	BEGRÜNDUNG	BEOBACHTUNGEN
Durchführung			
Strumpf vorbereiten und anziehen 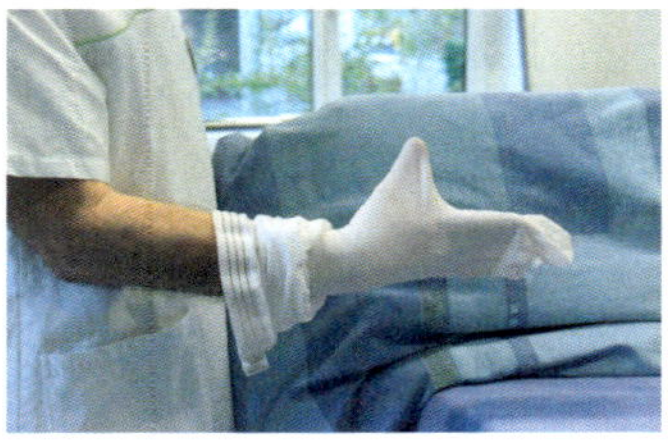 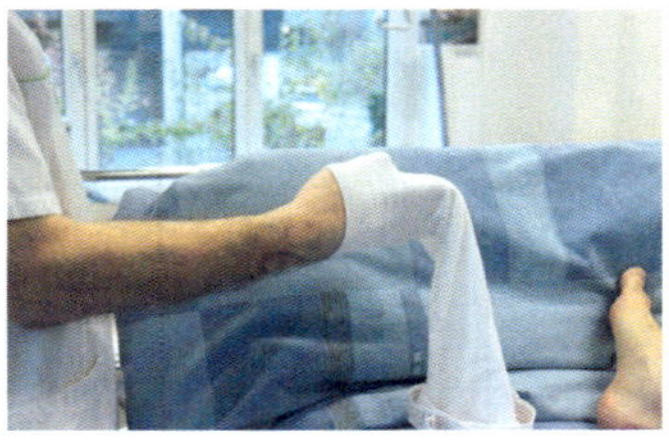 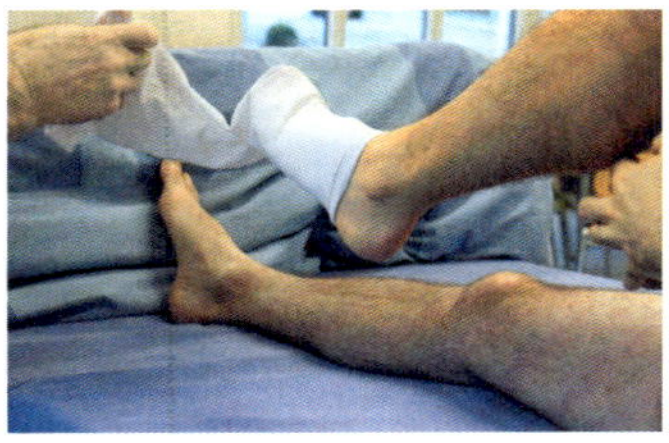	1. Greifen Sie in den Strumpf und halten Sie diesen am Fersenteil fest. 2. Stülpen Sie das Beinteil nach aussen über das Fussteil. 3. Weiten Sie eventuell die Öffnungen, um den Einstieg zu erleichtern. 4. Ziehen Sie den Strumpf über den Vorfuss bis zur Ferse. Beachten Sie dabei, dass das Zehenfenster richtig liegt und das Fersenteil die Ferse richtig umschliesst. 5. Ziehen Sie das aufgerollte Beinteil über den Unterschenkel in Richtung Oberschenkel.	Bei Bedarf kann eine Anziehhilfe (Applikator aus Metall oder Seidentüte) benutzt werden. Das Eincremen der Beine unmittelbar vor dem Anziehen der Strümpfe ist nicht sinnvoll, da der Reibungswiderstand dadurch deutlich erhöht wird.	☐ richtig ☐ falsch ☐ nicht ausgeführt
Sitz des Stumpfes kontrollieren 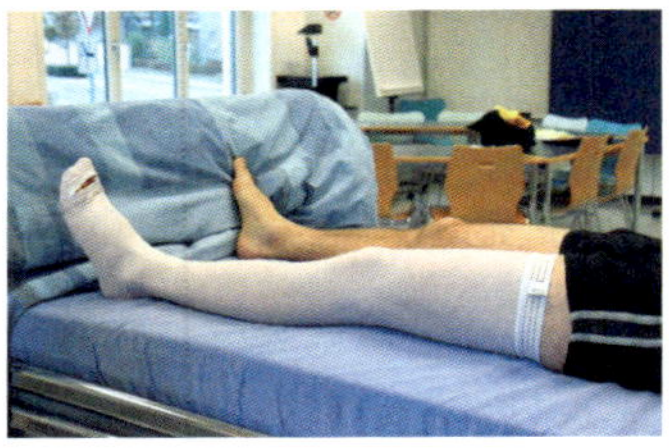	Kontrollieren Sie den Sitz der Strümpfe. Die Strümpfe müssen faltenfrei sitzen, um Einschnürungen zu verhindern. Sie dürfen aber nicht zu locker sitzen.	Wichtig ist eine tägliche Kontrolle der Beine. Dies ermöglicht ein frühzeitiges Erkennen von Druckstellen oder Hautreaktionen. Ausserdem müssen die Zehen mehrmals täglich inspiziert werden, um eine genügende Durchblutung zu gewährleisten.	☐ richtig ☐ falsch ☐ nicht ausgeführt

HANDLUNGSSCHRITT	BESCHREIBUNG	BEGRÜNDUNG	BEOBACHTUNGEN
Nachbereitung			
Pflegeintervention abschliessen	Versichern Sie sich, dass die Patientin/der Patient Ihre Anweisungen verstanden hat. Fragen Sie nach, ob sie/er zufrieden ist, und klären Sie, ob noch weitere Fragen oder Unsicherheiten bestehen. Stellen Sie sicher, dass die Patientin/der Patient gut gelagert ist, und stellen Sie das Bett wieder in die Ausgangsposition zurück.		☐ richtig ☐ falsch ☐ nicht ausgeführt
Hände desinfizieren 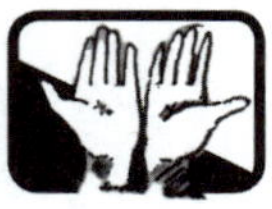	Führen Sie nach Abschluss der Pflegeintervention eine korrekte Händedesinfektion durch.	Eine Übertragung und Verbreitung von Mikroorganismen wird verhindert.	☐ richtig ☐ falsch ☐ nicht ausgeführt
Präsenzlicht ausschalten	Versichern Sie sich, dass die Glocke für die Patientin/den Patienten in Griffnähe ist, und schalten Sie das Präsenzlicht aus.	Falls Hilfe benötigt wird, kann die Patientin/der Patient eine Pflegefachperson rufen. Mit dem Ausschalten des Präsenzlichts wird ein Fehlalarm vermieden.	☐ richtig ☐ falsch ☐ nicht ausgeführt
Hände desinfizieren 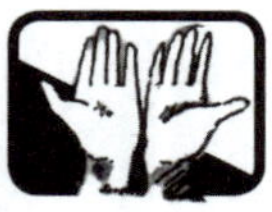	Führen Sie nach Abschluss der Handlung eine korrekte Händedesinfektion durch.	Eine Übertragung und Verbreitung von Mikroorganismen wird verhindert.	☐ richtig ☐ falsch ☐ nicht ausgeführt
Beobachtungen und Pflegeintervention dokumentieren	Halten Sie die Pflegeintervention und Ihre Beobachtungen in der Pflegedokumentation fest.	Die Pflegekontinuität wird sichergestellt.	☐ richtig ☐ falsch ☐ nicht ausgeführt

3.11 Kontrakturenprophylaxe durch passive, assistive, aktive oder resistive Mobilisation

Arbeitsauftrag

Training

Zur Kontrakturenprophylaxe können unterschiedliche Formen von Bewegungsübungen durchgeführt werden:

Passiv	Pflegeperson bewegt die Patientin/den Patienten
Assistiv	Pflegeperson assistiert der Patientin/dem Patienten
Aktiv	Patientin/Patient arbeitet selbstständig
Resistiv	Patientin/Patient muss einen Widerstand überwinden = Gegendruck

Führen Sie den Handlungsablauf *Kontrakturenprophylaxe durch passive, assistive, aktive oder resistive Mobilisation* durch.
Dabei sind folgende Grundsätze zu beachten:

- Die Bewegungen langsam und rhythmisch ausführen.
- Das volle Bewegungsmass nutzen, jedoch nicht über die Schmerzgrenze hinaus bewegen.
- Die Gelenke in allen physiologischen Ebenen bewegen.
- Die Belastung der Patientin/des Patienten durch Beobachtung der Mimik, Atmung oder des Pulses überprüfen.
- Die Gelenke von distal nach proximal durchbewegen (zuerst die kleinen Gelenke).
- Die Patientin/den Patienten zur aktiven Mitarbeit anregen.
- Die Bewegungsübungen mit anderen Pflegetätigkeiten verbinden, z.B. Betten, Waschen, Ankleiden u.s.w.
- Wenn möglich, aktive und aktiv-assistive Bewegungsübungen durchführen.
- Schmerzauslösende Übungen müssen unterlassen werden.
- Gelenke, die geschwollen, gerötet und erwärmt sind oder infektiöse Prozesse aufweisen, dürfen nicht bewegt werden.

Auftrag

1. Organisieren Sie sich in der Gruppe und weisen Sie folgende Rollen zu:
   - 1 Pflegefachperson
   - 1 Patientin/Patient
   - 1 Beobachterin/Beobachter
2. Führen Sie das Training gemäss Handlungsablauf durch.
3. Dokumentieren Sie Ihre Beobachtungen.

4. Reflektieren Sie die Simulation und geben Sie Feedback anhand folgender Fragen:

   Pflegefachperson
   - Was ist mir gelungen? Wo fühlte ich mich sicher?
   - Wo traten Schwierigkeiten oder Unsicherheiten auf?
   - Welche Erkenntnisse ziehe ich daraus?

   Patientin/Patient
   - Wie wurde ich in die Handlung einbezogen?
   - Wurde ich kompetent informiert?
   - Wie habe ich die Pflegefachperson erlebt?
   - Wurde meine Intimsphäre geschützt?
   - Wurden meine Fragen zufriedenstellend beantwortet?

   Beobachterin/Beobachter
   - Wurde das Material vollständig und korrekt vorbereitet?
   - War das Vorgehen gemäss dem Handlungsablauf korrekt?
   - Wurden die Prinzipien der Asepsis und Antisepsis eingehalten?
   - Hatte die Patientin/der Patient Gelegenheit, Fragen zu stellen oder Unsicherheiten zu äussern?
   - Wurde die Patientin/der Patient laufend informiert?
5. Wechseln Sie die Rollen, bis jede Person beide Rollen eingenommen hat.

Sozialform Gruppenarbeit

Zeit 20 Minuten

Handlungsablauf

HANDLUNGSSCHRITT	BESCHREIBUNG	BEGRÜNDUNG	BEOBACHTUNGEN
Vorbereitung			
Pflegedokumentation prüfen	Informieren Sie sich in der Pflegedokumentation über die Verordnung und den Zustand der Patientin/des Patienten.	Sie verhindern so, dass notwendiges Material fehlt, setzen Ressourcen optimal ein und vermeiden Komplikationen. Kolleginnen und Kollegen, welche die Patientin/den Patienten früher betreut haben, sind die beste Informationsquelle.	☐ richtig ☐ falsch ☐ nicht ausgeführt
Hände desinfizieren 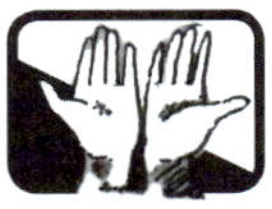	Führen nach Abschluss der Handlung eine korrekte Händedesinfektion durch.	Eine Übertragung und Verbreitung von Mikroorganismen wird verhindert.	☐ richtig ☐ falsch ☐ nicht ausgeführt
Präsenzlicht einschalten	Schalten Sie das Präsenzlicht ein.	Das Präsenzlicht markiert im Flur die Anwesenheit einer Pflegefachperson im Zimmer der Patientin/des Patienten. Sie haben so die Möglichkeit, bei einem Notfall Alarm auszulösen.	☐ richtig ☐ falsch ☐ nicht ausgeführt
Arbeitsplatz einrichten	Schliessen Sie je nach Bedarf alle Fenster und Türen. Schicken Sie je nach Ermessen Besucherinnen/Besucher aus dem Zimmer und/oder installieren Sie einen Sichtschutz.	Zugluft wird vermieden. Die Privatsphäre der Patientin/des Patienten wird gewahrt.	☐ richtig ☐ falsch ☐ nicht ausgeführt
Hände desinfizieren 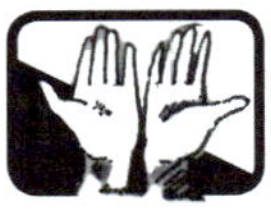	Führen Sie vor dem Kontakt mit der Patientin/dem Patienten eine korrekte Händedesinfektion durch.	Eine Übertragung und Verbreitung von Mikroorganismen wird verhindert.	☐ richtig ☐ falsch ☐ nicht ausgeführt

HANDLUNGSSCHRITT	BESCHREIBUNG	BEGRÜNDUNG	BEOBACHTUNGEN
Vorbereitung			
Patientin/Patienten vorbereiten	Begrüssen Sie die Patientin/den Patienten und stellen Sie sich, falls noch nicht geschehen, mit Namen und Funktion vor. Fragen Sie die Patientin/den Patienten nach ihrem/seinem Befinden. Erklären Sie den Anlass und die Dauer der bevorstehenden Pflegehandlung. Holen Sie das Einverständnis der Patientin/des Patienten ein. Fragen Sie nach Wünschen.	Bei Übelkeit, Schmerzen, Unwohlsein sollte der Ablauf angepasst oder entsprechend vorbereitet werden. Die Patientin/Der Patient weiss stets, welche Massnahmen an ihr/ihm vorgesehen sind. Eine korrekte und verständliche Information fördert die Akzeptanz und das Vertrauen der Patientin/des Patienten. Sie/Er fühlt sich respektiert. Klare Anweisungen geben der Patientin/dem Patienten Sicherheit und fördern bei ihr/ihm Motivation und Ressourcen. Die Ziele sind: – Erhaltung und Förderung der Beweglichkeit – Förderung der Selbstständigkeit – Schutz vor Muskelatrophie – Aufrechterhaltung von Kraft und Motorik – Verbesserung der Durchblutung der beteiligten Gewebestrukturen	☐ richtig ☐ falsch ☐ nicht ausgeführt
Rückenschonend arbeiten	Stellen Sie das Bett in eine rückenschonende Position. Sorgen Sie für ausreichende Beleuchtung.	Rückenschäden werden vermieden. Effiziente Arbeitsbedingungen werden geschaffen.	☐ richtig ☐ falsch ☐ nicht ausgeführt
Vitalzeichen prüfen	Prüfen Sie, wenn nötig, die Vitalzeichen und dokumentieren Sie diese. Reagieren Sie bei veränderten Werten.	Die Vitalzeichen sind wichtige Parameter, um den Allgemeinzustand zu erfassen. Achten Sie insbesondere auf eine instabile Kreislaufsituation.	☐ richtig ☐ falsch ☐ nicht ausgeführt

HANDLUNGSSCHRITT	BESCHREIBUNG	BEGRÜNDUNG	BEOBACHTUNGEN
Durchführung			
Passives Durchbewegen durchführen	Stehen Sie auf der Seite des zu bewegenden Gelenks. Bewegen Sie das jeweilige Gelenk in allen physiologischen Richtungen. Um Mitbewegungen benachbarter Körperabschnitte und sich daraus ergebende Ausweichbewegungen zu vermeiden, stabilisieren Sie das Gelenk mit der Hand knapp oberhalb, also proximal, des zu bewegenden Gelenkes.	Passive Bewegungsübungen sind geeignet für bewusstlose, gelähmte oder geschwächte Patientinnen/Patienten oder zur ersten Mobilisation nach langer Ruhigstellung (Gips, Schiene) zur Vorbereitung auf aktive Bewegungsübungen.	☐ richtig ☐ falsch ☐ nicht ausgeführt
Assistives Durchbewegen durchführen	Führen Sie die Bewegungsübungen wie beim passiven Durchbewegen durch und bitten Sie die Patientin/den Patienten mitzuarbeiten.	Assistive Bewegungsübungen sind geeignet für Patientinnen/Patienten mit inkompletter Lähmung oder geschwächte Patientinnen/Patienten in der Rehabilitationsphase. Achten Sie darauf, den überschiessenden Ehrgeiz der Patientin/des Patienten zu bremsen, andererseits eine zu passive Patientin/einen zu passiven Patienten zu motivieren und zu fördern.	☐ richtig ☐ falsch ☐ nicht ausgeführt
Aktives Durchbewegen durchführen	Isotonische Bewegungen: Bitten Sie die Patientin/den Patienten das jeweilige Gelenk in alle physiologischen Richtungen zu bewegen. Isometrische Bewegungen: Bitten Sie die Patientin/den Patienten, den jeweiligen Muskel ohne eine Bewegung der Gelenke anzuspannen und loszulassen.	Bei den isotonischen Übungen wird der Muskel verkürzt und dadurch eine Bewegung erzeugt. Bei den isometrischen Übungen wird ein Muskel in einer bestimmten Stellung fixiert, sodass er sich nur wenig verkürzen kann. Diese Übungen sind besonders geeignet für Patientinnen/Patienten, die nur begrenzt belastbar sind (z. B. Herzinsuffizienz) oder einen Gipsverband haben.	☐ richtig ☐ falsch ☐ nicht ausgeführt ☐ richtig ☐ falsch ☐ nicht ausgeführt

HANDLUNGSSCHRITT	BESCHREIBUNG	BEGRÜNDUNG	BEOBACHTUNGEN
Durchführung			
Resistives Durchbewegen durchführen	Bitten Sie die Patientin/den Patienten, die Gelenke in alle physiologischen Richtungen zu bewegen, und üben Sie mit der Hand etwas Widerstand aus.	Mit den resistiven Bewegungsübungen werden die Gelenke sorgfältig gegen einen Widerstand mobilisiert. Bei diesen Übungen wird neben der Gelenkbeweglichkeit auch eine Zunahme der Muskelkraft angestrebt.	☐ richtig ☐ falsch ☐ nicht ausgeführt
Nachbereitung			
Pflegeintervention abschliessen	Versichern Sie sich, dass die Patientin/der Patient Ihre Anweisungen verstanden hat. Fragen Sie nach, ob sie/er zufrieden ist, und klären Sie, ob noch weitere Fragen oder Unsicherheiten bestehen. Stellen Sie sicher, dass die Patientin/der Patient gut gelagert ist, und stellen Sie das Bett wieder in die Ausgangsposition zurück.		☐ richtig ☐ falsch ☐ nicht ausgeführt
Hände desinfizieren 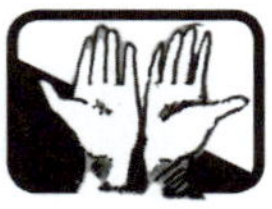	Führen Sie nach Abschluss der Pflegeintervention eine korrekte Händedesinfektion durch.	Eine Übertragung und Verbreitung von Mikroorganismen wird verhindert.	☐ richtig ☐ falsch ☐ nicht ausgeführt
Präsenzlicht ausschalten	Versichern Sie sich, dass die Glocke für die Patientin/den Patienten in Griffnähe ist, und schalten Sie das Präsenzlicht aus.	Falls Hilfe benötigt wird, kann die Patientin/der Patient eine Pflegefachperson rufen. Mit dem Ausschalten des Präsenzlichts wird ein Fehlalarm vermieden.	☐ richtig ☐ falsch ☐ nicht ausgeführt
Hände desinfizieren 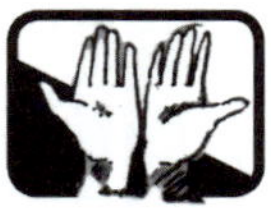	Führen Sie nach Abschluss der Handlung eine korrekte Händedesinfektion durch.	Eine Übertragung und Verbreitung von Mikroorganismen wird verhindert.	☐ richtig ☐ falsch ☐ nicht ausgeführt
Beobachtungen und Pflegeintervention dokumentieren	Halten Sie die Pflegeintervention und Ihre Beobachtungen in der Pflegedokumentation fest.	Die Pflegekontinuität wird sichergestellt.	☐ richtig ☐ falsch ☐ nicht ausgeführt

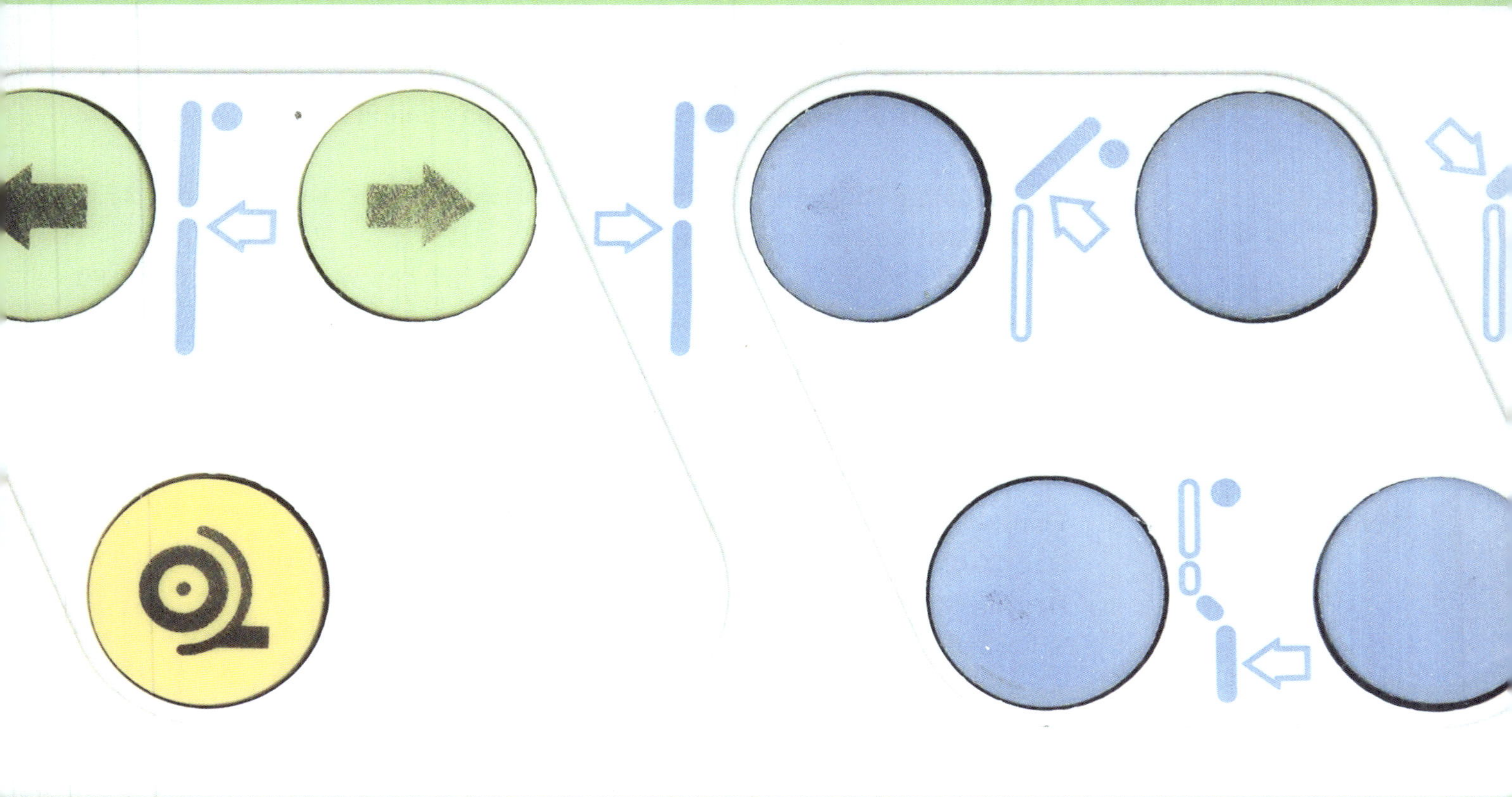

4 Vertiefungs- und Transferaufgaben

4.1 Vertiefungsaufgaben

Intervalle der Positionierung

Lernziel

Die Studierende/der Studierende erläutert, welche Einflussfaktoren die Häufigkeit des Positionswechsels beeinflussen.

Auftrag

Beantworten Sie die folgenden Fragestellungen anhand der angegebenen Literatur:

- Wie häufig führen Sie einen Positionswechsel durch? Nach welchen Kriterien bestimmen Sie die Häufigkeit?
- Wie häufig erfolgen die Positionswechsel bei den Mikrolagerungen? Für welche Patientinnen/Patienten sind Mikropositionswechsel besonders geeignet?
- Wie verändert sich die Häufigkeit des Positionswechsels beim Gebrauch von druckreduzierenden Matratzenauflagen?

Medien

I care Pflege (2015), S. 400–409
Day (2010)
Haesler (2014)
Schröder (2011)

Positionierungsmaterialien

Lernziel

Die Studierende/der Studierende wendet zusätzlich zu druckentlastenden Massnahmen geeignete druckverteilende Hilfsmittel an, wenn der Zustand der Patientin/des Patienten eine ausreichende Bewegungsförderung nicht zulässt.

Auftrag

Beantworten Sie die folgenden Fragestallungen anhand der angegebenen Literatur:

- Welche Positionierungsmaterialien kennen Sie?
- Wie gehen Sie bei der Auswahl der Positionierungshilfsmittel vor?
- Einige übliche Positionierungshilfsmittel werden immer weniger verwendet. Begründen Sie, warum diese Positionierungsmittel nicht mehr verwendet werden sollten.

Medien

Day (2010)
Haesler (2014)
Schröder (2012)

Positionierungstypen

Lernziel

Die Studierende/der Studierende erarbeitet die Durchführung und die Wirkungsweise unterschiedlicher Positionierungen.

Auftrag

Reflektieren Sie die Anwendung der nachfolgenden Positionierungen anhand der Tabelle.

	30-Grad-Positionierung	*135-Grad-Positionierung*	*Oberkörperhochlagerung*
Ziele			
Indikationen			
Kontraindikationen			
Material			
Durchführung			
Konsequenzen für die Lungenbelüftung			
Druckentlastung an folgenden Körperstellen			
Druckbelastung an folgenden Körperstellen			
Zu beachten			

Medien

Bein (2015)

4.2 Transferaufgaben

Pflege und Betreuung von Kindern und Jugendlichen

Lernziel

Die Studierende/der Studierende kann Lagerungen und Mobilisation den Bedürfnissen von Kindern anpassen.

Fallbeispiel

Jens ist ein Jahr alt und leidet seit seiner Geburt an einer spastischen Lähmung. Er muss daher sitzend gelagert werden. Jens ist extrem unruhig, sobald er länger in dieser Position verweilt.
Sie übernehmen die Betreuung des Kindes. Im Gespräch mit Ihren Kolleginnen thematisieren Sie die Probleme im Zusammenhang mit dessen Positionierung.

Auftrag

Bilden Sie eine Kleingruppe und diskutieren Sie aufgrund Ihrer Erfahrungen im Umgang mit spastisch gelähmten, unruhigen Kindern folgende Punkte:

- Klären Sie in Partnerarbeit unklare Begriffe.
- Welche Besonderheiten sehen Sie hinsichtlich der Bewegung und Positionierung von Kleinkindern?
- Gibt es besondere Prinzipien des Hebens und Tragens und spezielle Hilfsmittel, die zur Verfügung stehen?
- Wägen Sie Vor- und Nachteile unterschiedlicher Pflegeinterventionen ab.
- Begründen Sie mit Ihrem Grundlagenwissen, welche (der) Möglichkeit(en) für die Situation angemessen ist (sind) und welche pflegerischen Massnahmen Sie jeweils einleiten. Orientieren Sie sich dabei am Handlungsablauf *30-Grad-Positionierung einer Patientin/eines Patienten.* Bestimmen Sie, worin sich die Positionierungsprinzipien bei Jens unterscheiden und welche zusätzlichen Massnahmen nötig sind.

Pflege und Betreuung psychisch erkrankter Menschen

Lernziel

Die Studierende/der Studierende beschreibt Zusammenhänge zwischen psychischen Erkrankungen und Immobilität und berücksichtigt die Auswirkungen in der Pflege.

Fallbeispiel

Die 71-jährige Frau Aubry wurde wegen eines akuten depressiven Schubs mit Selbstgefährdung aus dem Altersheim an die gerontopsychiatrische Abteilung Ihrer Klinik überwiesen. Sie wird mit Antidepressiva behandelt, wodurch sie in ihrer selbstständigen Mobilität eingeschränkt ist. Frau Aubry ist zeitweise verwirrt – es hat sich ausserdem herausgestellt, dass sie an zunehmender Demenz mit Verwirrtheitszuständen leidet.
Sie übernehmen Frau Aubrys Betreuung. In einem Gespräch mit Ihren Kolleginnen und Kollegen thematisieren Sie die Probleme im Zusammenhang mit der psychischen Situation und der zunehmenden Immobilität der Patientin.

Auftrag

Bilden Sie eine Kleingruppe und diskutieren Sie aufgrund Ihrer Erfahrungen im Umgang mit verwirrten, agitierten Menschen folgende Punkte:

- Welche Zusammenhänge sehen Sie zwischen der psychischen Situation von Frau Aubry und ihrer zunehmenden Immobilität?
- Klären Sie in Partnerarbeit unklare Begriffe.
- Wägen Sie Vor- und Nachteile unterschiedlicher Pflegeinterventionen ab.
- Begründen Sie mit Ihrem Grundlagenwissen, welche Möglichkeiten für die Situation angemessen sind und welche pflegerischen Massnahmen Sie jeweils einleiten. Orientieren Sie sich dabei am Handlungsablauf *30-Grad-Positionierung einer Patientin/eines Patienten.* Bestimmen Sie, worin sich die Positionierungsprinzipien bei Frau Aubry unterscheiden und welche zusätzlichen Massnahmen nötig sind.

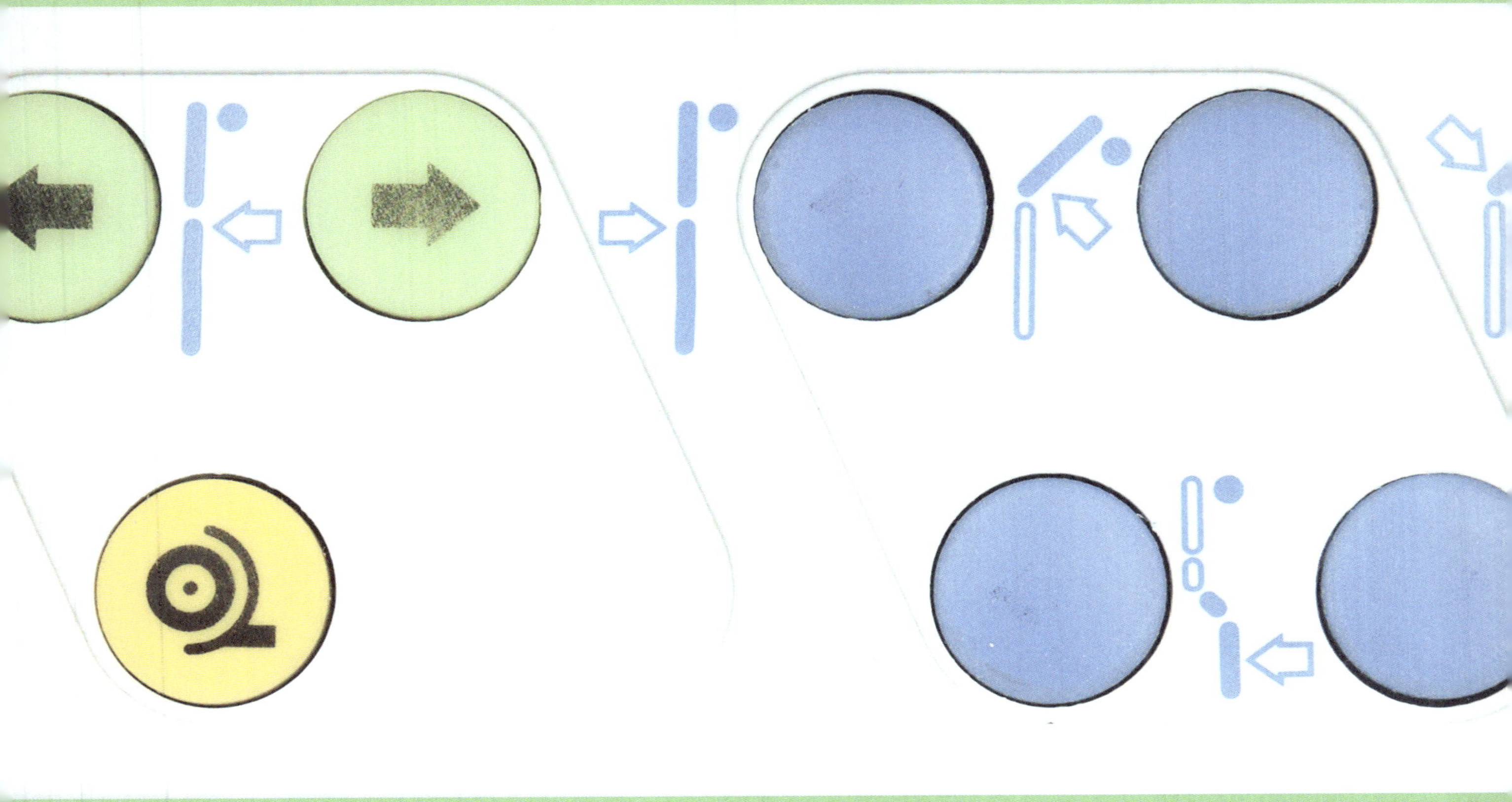

5 Ergebnissicherung

5.1 Reflexion zur Werkstattarbeit

Anhand der folgenden Kernfragen kann die erlebte Werkstattarbeit individuell reflektiert werden. Die Reflexion wird in der Gruppe, im Plenum oder mit der Lehrperson besprochen.

Vorgehen

☺ Was war positiv?

☹ Was war negativ?

Gruppe

☺ Was unterstützte die Arbeit in der Gruppe und den Gruppenprozess?

☹ Was war hinderlich?

Eigene Person

☺ Was ist mir gut gelungen?

☹ Womit bin ich unzufrieden?

Thema

☺ Welche Fachinhalte sind mir präsent?

☹ Welche Fachinhalte muss ich noch nacharbeiten?

Transfer

Was nehme ich mit für weitere Werkstattarbeiten?

Was will ich noch üben?

Was nehme ich mit für die Praxis?

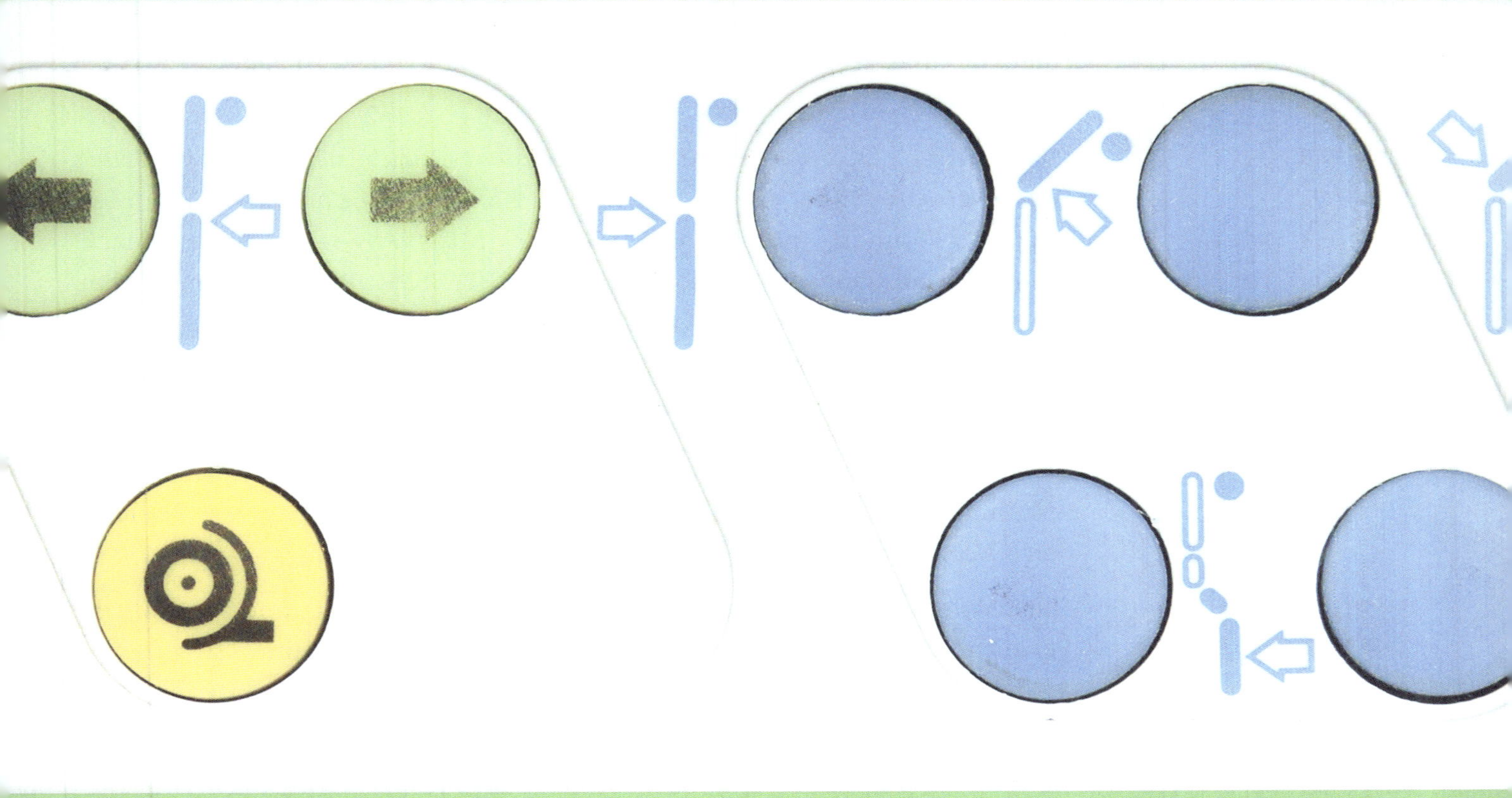

6 Literatur

6.1 Literatur zur Bearbeitung

Bein, T. et al. (2015): S2e-Leitlinie, Lagerungstherapie und Frühmobilisation zur Prophylaxe oder Therapie von pulmonalen Funktionsstörungen. *AWMF online.* Online: www.awmf.org/uploads/tx_szleitlinien/001-015l_S2e_Lagerungstherapie_Frühmobilisation_pulmonale_Funktionsstörungen_2015-05.pdf [01.04.2020].

Day, K. (Hrsg.) (2010): *Internationale Übersicht. Dekubitusprophylaxe, Druck, Scherkräfte, Reibung und Mikroklima im Kontext. Ein Konsensusdokument.* London: Wounds International. Online: https://www.akademie-zwm.ch/uploads/media/konsensusdokumente/DEKUBITUSPROPHYLAXE_und_Scherkraefte_2010_WUWHS.pdf [01.04.2020].

Davies, P. M. (2018): *Hemiplegie. Ein umfassendes Behandlungskonzept für Patienten nach Schlaganfall und anderen Hirnschädigungen* (unveränderte Sonderauflage der 2. Auflage). Berlin: Springer.

Friedhoff, M./Schieberle, D. (2014): *Praxis des Bobath-Konzeptes. Grundlagen – Handlings – Fallbeispiele* (3. Auflage). Stuttgart: Thieme.

Hach-Wunderle, V. et al. (2017): S2k-Leitlinie zur Diagnostik und Therapie der Venenthrombose und der Lungenembolie. Pocket-Version. Online: https://www.awmf.org/uploads/tx_szleitlinien/065-002k_S2k_VTE_Venenthrombose-Lungenembolie_2017-04.pdf [01.04.2020]

Haesler, E. (Hrsg.) (2014): *Prävention und Behandlung von Dekubitus: Kurzfassung der Leitlinie.* Osborne Park: Cambridge Media. Online: www.epuap.org/wp-content/uploads/2016/10/german_quick-reference-guide.pdf [01.04.2020].

I care Pflege (2015): Stuttgart: Thieme, S. 400–409.

Schröder, G./Kottner, J. (2012): *Dekubitus und Dekubitusprophylaxe.* Bern: Huber.

Schröder, G. (2011): Bewegungsförderung bleibt das zentrale Element: Neuer Expertenstandard Dekubitusprophylaxe. *Die Schwester, der Pfleger,* Heft 10–11, S. 944–948.

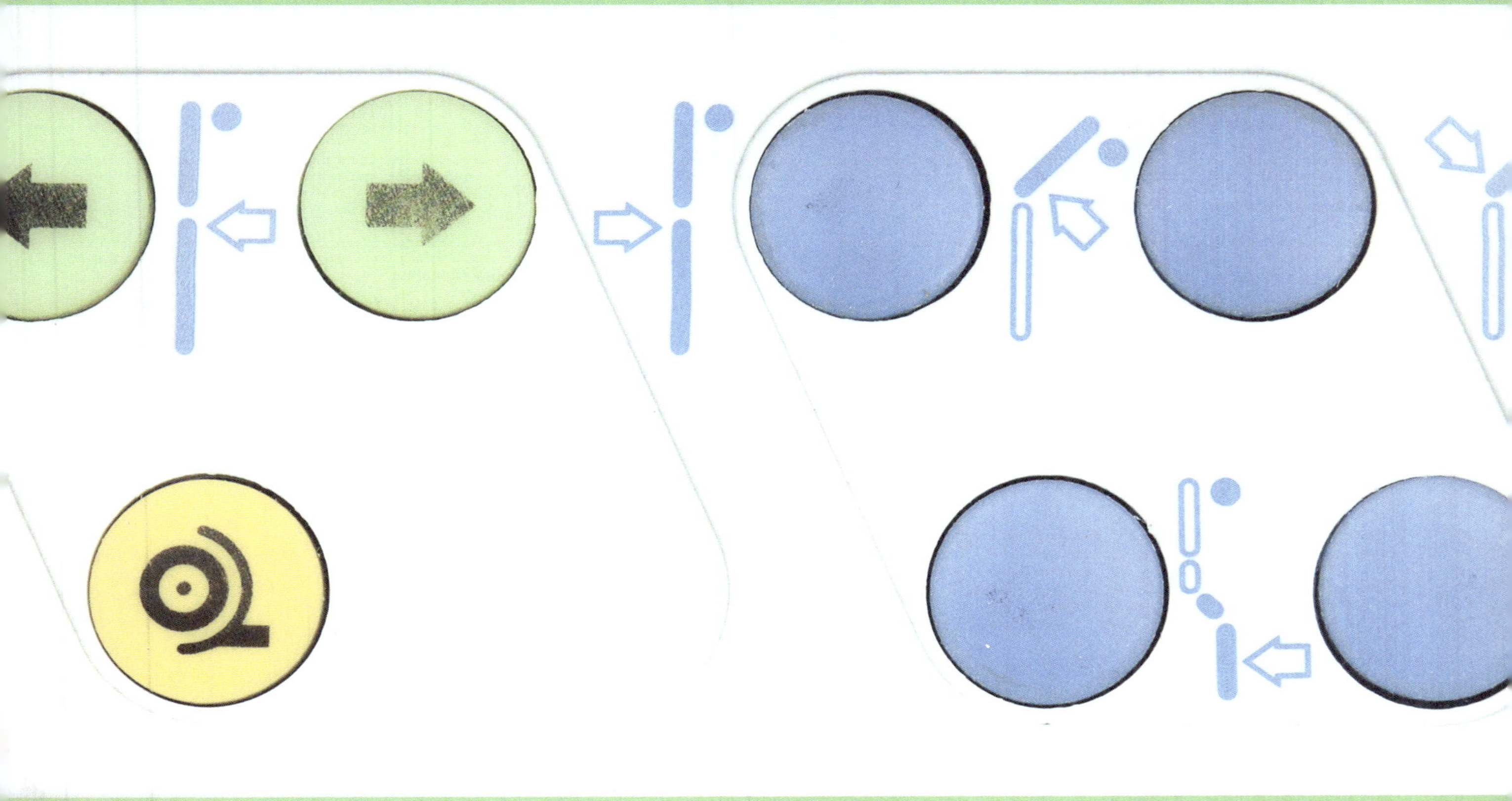

7 Anhang

7.1 Beispiel eines Bewegungsplans

(Quelle: Expertenstandard Dekubitusprophylaxe, DNQP, 1. Aktualisierung 2010)

DAN PRODUKTE Pflegedokumentation GmbH · Postfach 22 34 80 · 57040 Siegen · Tel. (02 71) 880 980 · Fax (02 71) 880 98 98

Thema: Mobilität/sich bewegen (◯ alternativ siehe Pflegeplan) **Vor-/Nachname:** ____________

Dekubitusrisikoerkennung: siehe ◯ 3149 ◯ Kontrakturrisikoerfassung: siehe ◯

Monat ________ **Jahr** 20____ **Nr.** ____

Mikrobewegungen pro Std.: ◯ normal (ca. 12) ◯ unter 12 ____________

Fähigkeiten: ____________

druckentlastende / -verteilende Hilfsmittel im Einsatz: ____________

Einstellung: ____________

Problembeschreibung: ____________

Ess- und Trinkgewohnheiten: ____________
Bewegungen durch Hauptmahlzeiten ______ x tgl. Zwischenmahlzeiten ______ x tgl. ______
Inkontinenz: ____________
Bewegungen durch Inkontinenzversorgung ______ x tgl. ______
Hautzustand: ____________
Bewegungen durch **Körperpflege** ______ x tgl.
Kontraktur(gefahr): ____________
weitere Bewegungen durch Aktivitäten in Form von **Therapien/Angeboten** ______ x tgl.

Risikofaktoren: siehe ◯ 3322 ◯ DL 3115 ◯ 3053
Risikofaktoren: siehe ◯ 2055 ◯ 3055
Risikofaktoren: siehe ◯ 3149
Risikofaktoren: siehe ◯ 3137

Ziele:	überprüfen am:	Hdz.

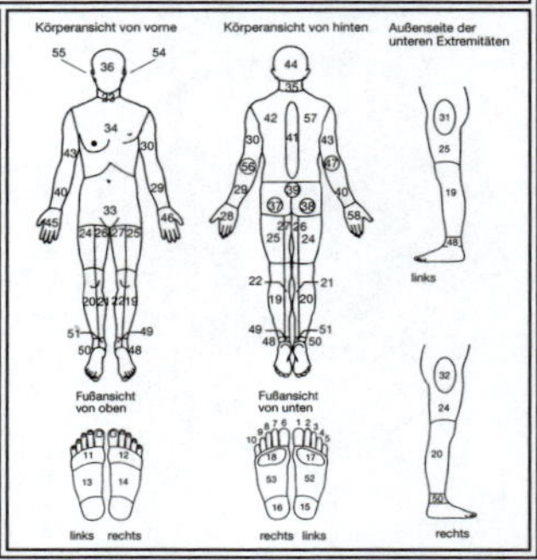

Legende der Einzelbewegungen:
Li = 30° Position (Lagerung) links
Re = 30° Position (Lagerung) rechts
Rü = Rückenlage
Lf = lagerungsfrei
R/S = Rollstuhl/Stuhl
X = möchte nicht gelagert werden
=

G = gehen
St = stehen
PS = Positionswechsel im Sitzen
AB = aktive Bewegungsübung
PB = passive Bewegungsübung
=
=

bewegungsfördernden Maßnahmen:
1 = Ernährung
2 = Inkontinenzversorgung
3 = Körperpflege
4 = Therapie/Angebot
=
=

FT = Fingertest
(bitte gefährdete Stelle/n auf der rechten Seite markieren)

Ergebnis des Fingertests

P = pos.: Hautrötung bleibt bestehen
N = neg.: Haut ist intakt, abblassen der Haut ist gegeben

Bewegung nach Standard Nr.: ____________

Bewegungsplan: siehe linke Spalte auf den folgenden Seiten

www.danprodukte.de

Bewegungsplan 3037

Durchführungsnachweis Bewegungen

Legende der Einzelbewegungen:
Li = 30° Position (Lagerung) links
Re = 30° Position (Lagerung) rechts
Rü = Rückenlage
Lf = lagerungsfrei
R/S = Rollstuhl/Stuhl
X = möchte nicht gelagert werden

G = gehen
St = stehen
PS = Positionswechsel im Sitzen
AB = aktive Bewegungsübung
PB = passive Bewegungsübung
=
=

bewegungsfördernden Maßnahmen:
1 = Ernährung
2 = Inkontinenzversorgung
3 = Körperpflege
4 = Therapie/Angebot
=
=

FT = Fingertest (mit Angabe der Nr. der Körperstellen)
P = pos.: Hautrötung bleibt bestehen
N = neg.: Haut ist intakt, abblassen der Haut ist gegeben

Einschlafposition: ____________

Bewegungsplan (hier bitte die geplanten Einzelbewegungen eintragen)		1	2	3	4	5	6	7	8	9	10	11	12	13	14	15	16	17	18	19	20	21	22	23	24	25	26	27	28	29	30	31
	6.00																															
	6.30																															
	7.00																															
	7.30																															
	8.00																															
	8.30																															
	9.00																															
	9.30																															
	10.00																															
	10.30																															
	11.00																															
	11.30																															
	12.00																															
	12.30																															
	13.00																															
	13.30																															

7.2 Beispiel eines Bewegungsprotokolls

DAN PRODUKTE Pflegedokumentation GmbH · Postfach 22 34 80 · 57040 Siegen · Tel. (02 71) 880 980 · Fax (02 71) 880 98 98

Vor-/Nachname: ____________________

Monat ____________ Jahr 20__ Nr. ____

Dekubitusrisikoerkennung: ○ Braden Skala ○ Mod. Norton Skala ○ ____________

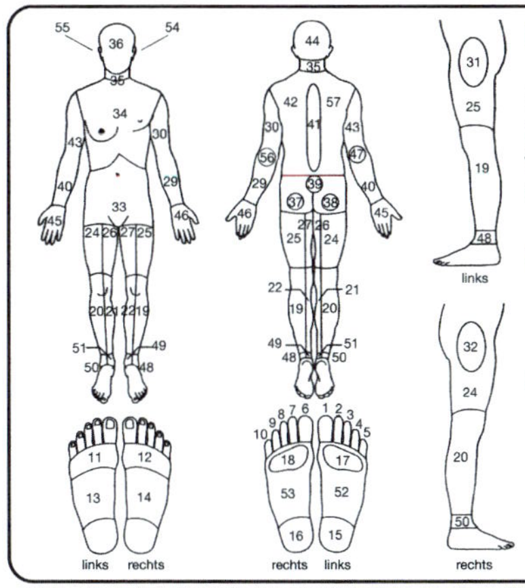

Lokalisation:

Bitte hier die zu prüfenden Stellen für den **Fingertest (FT)** markieren.

P = positiv (Hautrötung bleibt bestehen)

N = negativ (Haut ist intakt, abblassen der Haut ist gegeben)

Legende der Einzelbewegungen: [x] = **Bestätigung der Bewegung** [○] = **Ablehnung der Bewegung**

SE = Schiefe Ebene **PS** = Positionswechsel im Sitzen **St** = Stehen **G** = Gehen =

MS = Mobilisation a. d. Stuhl **MR** = Mobilisation in den Rollstuhl **MSP** = Mobilisation in sitzende Position =

Datum	Uhrzeit	Re.30°	Li.30°	Rücken						Hdz.

Datum	Uhrzeit	Re.30°	Li.30°	Rücken						Hdz.

Datum	Uhrzeit	Re.30°	Li.30°	Rücken						Hdz.

www.danprodukte.de

Bewegungsprotokoll 3030 A